Bien dans son ventre
Bien dans sa tête

Denis Lamboley
Isabelle Delaleu

Bien dans son ventre
Bien dans sa tête

• MARABOUT •

Sommaire

Avertissement

Les conseils, informations et recommandations contenus dans cet ouvrage ne doivent en aucun cas vous inciter à l'autodiagnostic ou à l'automédication. Ils ne remplacent ni le diagnostic ni les soins d'un praticien qualifié. Ils ne vous dispensent pas de consulter votre médecin. N'interrompez jamais un traitement, ne modifiez jamais une prescription sans avis médical. Ni l'auteur, ni l'éditeur ne pourront être tenus pour responsables de la mauvaise utilisation d'un remède ou d'une théorie décrits dans ces pages.

Introduction

Le ventre de ses rêves

Un ventre plat, ferme, sur lequel le temps (et les grossesses si vous êtes une femme, ou les petits plats de votre épouse et le manque de sport si vous êtes un homme) ne laisse pas de marques trop visibles… Vous en rêvez ? Ou peut-être souhaitez-vous tout simplement un abdomen qui vous laisse vivre en paix, ne vous fasse plus souffrir, qui cesse de gonfler après chaque repas et de s'exprimer par des gargouillements intempestifs ?

Se réconcilier avec son ventre

Centre du corps et des émotions, le ventre est trop souvent un véritable souci pour bon nombre d'entre nous. Les femmes, tout particulièrement, sont rarement satisfaites de cette partie de leur anatomie, que leurs griefs concernent son allure extérieure… ou ses performances internes !

Quant aux hommes, passé la quarantaine, ils sont nombreux à se laisser aller et à se résigner à l'apparition d'une « bedaine », au grand désespoir de leur compagne. Soumis au stress et sujets aux déséquilibres alimentaires, ils souffrent fréquemment de troubles digestifs et se bourrent alors de médicaments sans trouver de solution efficace ni durable.

Quel que soit votre cas, cet ouvrage est là pour vous aider à vous réconcilier avec votre abdomen. Son but est tout à la fois de vous déculpabiliser, de vous aider à trouver la ou les sources de vos maux, de vous donner des conseils pratiques et utiles, des règles d'hygiène simples, des techniques « alternatives » (nous préférons dire « douces »). Nul besoin de médicaments, de traitements radicaux : c'est tout en finesse que nous vous proposons d'œuvrer pour un changement durable, sur le long terme ! Car c'est jour après jour que s'opèrera la réconciliation avec votre ventre…

Votre bilan personnel : quel est le problème de votre ventre?

Avant toute chose, nous vous recommandons de faire le test de la page suivante pour établir votre « diagnostic personnel ». Les questions posées vous permettront de définir précisément le « profil » de ce ventre qui vous gêne tant et quelles sont les causes de ses maux (ces dernières peuvent être très diverses, combinées ou non). Parce que chaque

problème a son traitement spécifique, il est nécessaire d'en savoir plus !
Répondez par « oui » ou par « non » à chacune de ces questions. À chaque fois que vous avez répondu « oui » à l'une d'entre elles, comptabilisez les lettres A, B ou C qui sont associées à votre réponse. Faites ensuite le total de vos points pour chacune des lettres A, B ou C, puis reportez-vous au commentaire correspondant à la lettre qui a obtenu le score le plus élevé. Vos points sont assez uniformément répartis entre plusieurs rubriques ? Cela signifie simplement que votre problème de ventre n'est pas dû à un seul facteur mais à plusieurs qui sont associés : ne vous inquiétez pas, c'est le cas de la grande majorité ! Vous piocherez alors dans les programmes concernés les différents trucs et exercices pour composer votre propre « traitement » personnalisé.

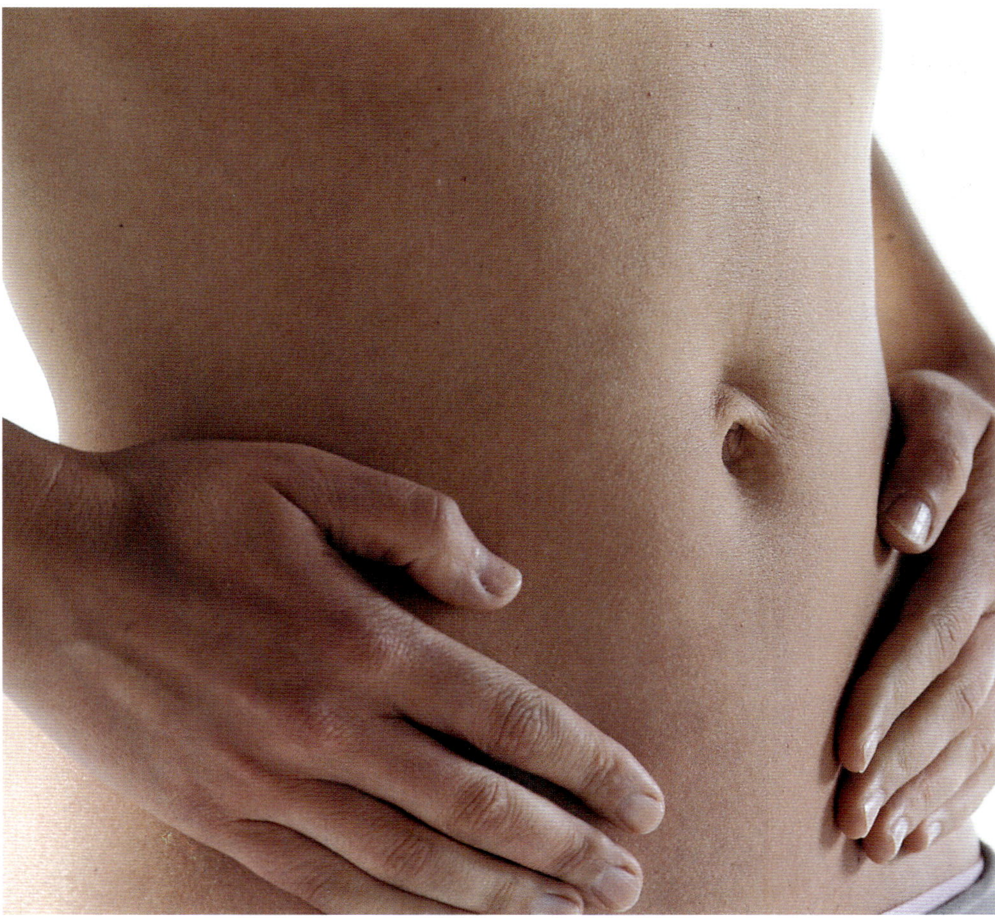

Test

1. Vous avez souvent l'impression de gonfler après le repas.
Oui / Non

2. Vous êtes tendu, nerveux, voire irritable.
Oui / Non

3. Votre dernier repas de midi, c'était un sandwich au bureau.
Oui / Non

4. Vous avez plus de 40 ans.
Oui / Non

5. Vous êtes une femme et vous avez eu un ou des enfants.
Oui / Non

6. Vous mangez un peu n'importe comment… souvent trop riche, c'est vrai !
Oui / Non

7. Vous êtes plutôt fâché avec le sport.
Oui / Non

8. Vous faites des cures de crudités.
Oui / Non

9. Vous êtes plutôt mince… mais avec du ventre.
Oui / Non

10. Vous accusez un surpoids (même léger).
Oui / Non

11. Votre ventre fait fréquemment des gargouillis et autres borborygmes.
Oui / Non

12. Vous mangez souvent debout.
Oui / Non

13. Vous trouvez votre ventre mou.
Oui / Non

14. Vous trouvez votre ventre gonflé.
Oui / Non

15. Vous trouvez votre ventre douloureux.
Oui / Non

16. Vous êtes une femme et, depuis la ménopause, vous avez pris du ventre.
Oui / Non

17. Vous ne faites pas vraiment de gymnastique pour entretenir vos abdominaux.
Oui / Non

18. Quand vous mangez trop vite ou êtes tendu, votre ventre vous le fait immédiatement savoir.
Oui / Non

19. Vous êtes plutôt fâché avec les légumes.
Oui / Non

20. Votre ventre est surtout gros en fin de journée.
Oui / Non

VOS RÉPONSES

1 : B	11 : B + C
2 : C	12 : C
3 : B + C	13 : A
4 : A	14 : B + C
5 : A	15 : B + C
6 : B	16 : A
7 : A	17 : A
8 : B	18 : C
9 : A + C	19 : B
10 : A	20 : B + C

VOUS AVEZ UNE MAJORITÉ DE A

Grossesses successives (pour les femmes), alternance de prises et de pertes de poids, peu d'activité physique : votre ventre n'est pas forcément gras, mais il manque de fermeté, il est mou, et cela s'accentue avec l'âge car la peau est de moins en moins tonique. Résultat : même si vous êtes mince, vous trouvez (avec raison d'ailleurs) qu'il n'est pas adapté à votre silhouette, qu'il accuse le poids des années, voire qu'il vous donne un petit coup de vieux dont vous vous passeriez bien !

Consultez prioritairement le chapitre « Un ventre plus tonique, plus ferme », page 31, consacré à la gymnastique et aux conseils pour tonifier votre abdomen à raison de quelques minutes par jour. Vous y trouverez des solutions adaptées à votre cas.

VOUS AVEZ UNE MAJORITÉ DE B

Vous mangez trop ou mal... Soit vous abusez des crudités (pour perdre du poids, par exemple), ce que vos intestins supportent mal (d'où gargouillis, douleurs et divers troubles digestifs), soit vous mangez trop gras et trop riche (dans ce cas, vous stockez vos excès de table sur tout le corps mais aussi sur le ventre, surtout si vous avez dépassé l'âge de 50 ans), soit enfin vous cumulez les deux sources d'ennuis, et vous vous contentez souvent d'un sandwich avalé en vitesse, debout dans la rue ou au bureau, avant d'engloutir un dîner peu équilibré... Dans tous les cas, rien d'étonnant à ce que votre ventre maltraité et mal nourri vous fasse payer votre manque d'attention en se rappelant douloureusement à votre souvenir.

Reportez-vous au chapitre « Un beau ventre, bien nourri », page 43, consacré aux problèmes alimentaires et aux meilleures façons de bien s'alimenter tout en ménageant son système digestif. Ce chapitre vous propose également des cures pour retrouver la ligne.

Le chapitre « Un ventre plus tonique, plus ferme », page 31, vous permettra aussi de remuscler votre ventre : car si vous voulez qu'il soit joli à regarder, il ne suffit pas seulement de mincir, il faut aussi le rendre plus ferme !

Et si vous vous reconnaissez dans le profil « Je mange n'importe quoi, n'importe comment », lisez aussi le chapitre « Déstresser son ventre tout en douceur », page 15... Vous comprendrez vos erreurs de mode de vie, premier pas qui vous mènera vers une vie plus saine et un ventre plus zen !

VOUS AVEZ UNE MAJORITÉ DE C

Trop tendu, trop nerveux, trop stressé... vous vivez à 250 à l'heure et mettez votre organisme à rude épreuve. Parce que le ventre est connecté au système nerveux, il est le premier à pâtir des dérèglements de nos rythmes de vie. Et il nous le fait payer très cher ! Les troubles digestifs, les gonflements, les douleurs et autres « gracieusetés » se déclenchent à la plus petite contrariété et peuvent s'amplifier quand la tension monte jusqu'à vous clouer au sol, tordu de douleurs qui peuvent paraître très inquiétantes mais qui ne sont qu'un « signe extérieur de grand stress ».

Dans ce livre, plongez-vous plus particulièrement dans le chapitre « Déstresser son ventre tout en douceur », page 15. Cette lecture vous apprendra non seulement quelles sont les causes de votre mal mais elle vous donnera aussi de nombreux conseils pour vous réconcilier avec votre abdomen : relaxation, détente, exercices approfondis, respiration... Tout cela sera bénéfique non seulement pour votre ventre, mais aussi pour votre corps tout entier qui apprendra à mieux gérer l'inévitable stress de votre vie quotidienne !

Quel que soit votre profil, pour être bien dans son ventre, il faut apprendre à le chouchouter et à le tonifier. Plongez-vous dans les deux derniers chapitres de cet ouvrage, « Des techniques douces pour votre ventre » et « Pour un ventre en pleine forme ». Recettes de tisanes douces, bienfaits des massages, circulation de l'énergie dans tout le corps et, plus particulièrement, dans l'appareil digestif : vous découvrirez comment faire de votre ventre votre meilleur ami !

Déstresser son ventre tout en douceur

Ce chapitre vous concerne si :

- Votre ventre vous fait souvent souffrir « sans raison ».
- Quand vous vous énervez, votre ventre fait des siennes.
- Vous vous sentez fréquemment nerveux ou irritable.
- Vos douleurs abdominales sont diffuses.
- Avant un examen ou un rendez-vous important, vous souffrez de spasmes abdominaux.
- À chaque fois que vous avez fait appel à un médecin pour une douleur abdominale, il n'a rien trouvé…
- Vous avez l'impression de courir tout le temps.
- Tout va mieux après une bonne nuit de sommeil…

Un ventre sous pression

Rythme effréné, course contre la montre, pression de la vie professionnelle... Le stress inhérent à notre mode de vie contemporain et les maux de ventre vont souvent de pair. Alors, si votre ventre a tendance à grossir au fur et à mesure que votre énervement et votre tension nerveuse croissent, vous pouvez sans aucun doute possible accuser le stress d'être directement responsable de vos maux !

Le ventre, notre deuxième cerveau

Certes, on ne peut reprocher au stress de favoriser directement le stockage des graisses sur la région abdominale (quoiqu'il semble qu'il puisse avoir une influence), mais il est indéniable qu'il agit insidieusement à plusieurs niveaux. D'une part, il pousse à grignoter tout au long de la journée pour se calmer ou à compenser en se jetant sur la nourriture, de préférence sur des aliments sucrés, gras et lourds comme une plaquette de chocolat, un paquet de petits gâteaux ou un sachet de chips ! Lorsque l'on est tendu, on a tendance à sauter des repas en mangeant des barres chocolatées ou un demi-sandwich, à abuser du café et de la cigarette, bref, à faire n'importe quoi. Les périodes de tension nerveuse s'associent fréquemment à un équilibre alimentaire désastreux et donc à une mauvaise digestion.
D'autre part, le stress est parfaitement capable de vous faire gonfler comme une baudruche en quelques heures et de vous donner des douleurs de type « spasmes douloureux apparemment inexpliqués ». La raison est pourtant bien connue des spécialistes : le ventre est directement « connecté » à notre cerveau, et il n'y a donc rien d'étonnant à ce qu'il pâtisse de nos problèmes psychologiques ou de nos pics de tension nerveuse !
Les muscles abdominaux sont sous le contrôle du système nerveux, et quand celui-ci fait des siennes, tout l'organisme « trinque », surtout le ventre, car il est, avec la peau, le premier lieu de somatisation (c'est-à-dire d'expression physique d'un mal-être psychologique). Résultat, le ventre est gros (même s'il n'est pas gras), dur, gonflé ; on multiplie les épisodes de constipation ; on souffre de ballonnements, de gaz, de douleurs parfois très violentes (colopathies) qui se multiplient et peuvent littéralement nous gâcher la vie.

CONSEILS

ATTITUDE, ATTITUDE

Retrouver la sérénité, cela peut être facile. Sachez prendre la vie du bon côté, faites-vous du bien, soyez un peu égoïste : cela vous aidera à vous sentir en paix.

- Filez au cinéma voir un bon film (pas une histoire triste ou tarabiscotée !).
- Marchez au moins une demi-heure en vous concentrant sur votre respiration, sur vos pas, ou sur le paysage si vous avez la chance qu'il soit agréable à regarder.
- Installez-vous à la terrasse d'un café, et « bullez » en regardant les gens passer.
- Allez voir une exposition ou entrez dans un musée.
- Profitez du banc d'un jardin public, prenez un bon livre, pourquoi pas de la poésie…
- Dessinez, peignez, bricolez, tricotez, brodez…
- Offrez-vous, si vous le pouvez, un massage ou une séance chez le coiffeur.

Comment dégonfler ?

Impossible d'éliminer de sa vie le facteur stress qui, hélas ! ne dépend pas de nous. Il faut donc apprendre à le gérer mieux, différemment, pour ne pas se laisser dévorer jour après jour. Il est nécessaire, avant toute chose, d'apprendre à se relaxer et à relâcher son ventre… Et cela passe en premier lieu par la respiration, véritable clef de voûte de la détente.

CONSEILS

URGENCE !

Coup de stress au bureau : votre ventre gonfle comme une baudruche, il est (comme vous) tendu, vous fait mal, et vous vous sentez proche de l'explosion ?

Faites un mini-break. Assis, allongez le plus possible les jambes (tournez-vous dos à la porte de votre bureau pour qu'un éventuel visiteur ne vous surprenne pas ainsi « étalé » !). Posez vos deux mains sur votre abdomen et fermez les yeux. Inspirez très lentement et profondément par le nez, tout en gonflant le ventre. Bloquez votre respiration une seconde puis expirez, toujours très doucement, sans faire aucun bruit, tout en creusant le ventre. À chaque fois, vos deux mains accompagnent le mouvement. Répétez ces respirations profondes entre 10 et 20 fois selon le temps dont vous disposez. Vous allez sentir peu à peu votre ventre qui « lâche » et les tensions qui se dissipent…

Pourquoi respirer pour relâcher son ventre ?

La respiration met en jeu l'ensemble du système nerveux. Pour le réguler, il faut donc contrôler sa respiration. Or, l'abdomen est, nous l'avons vu, sous le contrôle du système nerveux…

Ceci explique que la respiration permet à la fois de se détendre en profondeur, de soulager les douleurs et de calmer les spasmes de façon indirecte. Elle est un formidable pont entre le corps et le mental !

Quand nous sommes stressés, notre respiration est courte, superficielle et irrégulière. En état de détente, elle devient à l'inverse profonde, régulière et abdominale : en effet, toute « bonne » respiration fait intervenir le ventre, et non pas seulement la partie supérieure des poumons ! Réapprendre à respirer avec le ventre est in-dis-pen-sa-ble !

Il est difficile d'imaginer à l'avance quels bénéfices immédiats vous allez en tirer, mais une chose est certaine : quand vous aurez essayé, vous serez immédiatement convaincu !

Séance de relaxation du ventre

Cette séance de détente « spécial ventre » dure entre 15 et 20 minutes. Elle associe de la relaxation, un travail sur la respiration et quelques exercices de visualisation mentale.

Où, quand, comment ?

Vous n'êtes pas obligé de l'effectuer en entier, surtout au début. Pendant quelques séances, vous pouvez parfaitement vous limiter aux deux premières techniques (respiration de base et respiration de balayage) : vous apprendrez ainsi à les maîtriser avant d'enchaîner, lors d'une autre séance, avec la troisième technique. Ne vous chronométrez pas : prolongez chaque technique aussi longtemps que vous le souhaitez, même si votre séance dure un peu plus longtemps que prévu. Peu à peu, vous parviendrez à bien sentir chaque étape et à ne pas déborder sur vos horaires.

Et même si vous manquez souvent de temps, sachez qu'une mini-séance de cinq ou dix minutes est toujours bénéfique ! Essayez de la programmer le matin, par exemple, pour partir plus décontracté au travail. Bon nombre d'exercices peuvent être pratiqués au lit, encore bien au chaud sous la couette ! C'est sûr, vous vous lèverez ensuite du bon pied !

Si vous êtes trop pressé le matin, une séance au retour du bureau, en arrivant à la maison, vous aidera à faire la transition entre vie professionnelle et vie familiale, et à vous décontracter pour profiter au mieux de votre soirée. Ce genre de pause est une bonne idée, surtout quand on enchaîne avec les enfants, la préparation du dîner...

La respiration de base pour se relaxer

Installez-vous au calme. Allongé ou assis, les deux mains de part et d'autre du nombril, respirez doucement par le nez, en gonflant le ventre lors de l'inspiration (comme s'il était un gros ballon) et en le dégonflant pendant l'expiration (pour qu'il se creuse profondément). Continuez pendant deux ou trois minutes, lentement, régulièrement, en contrôlant avec vos mains les différences de volume de votre abdomen.

La respiration de balayage

Elle permet de chasser en douceur les tensions nerveuses et les pensées néfastes.

Allongé ou assis, les mains le long du corps, respirez doucement par le nez (toujours en gonflant et en dégonflant le ventre). Pendant l'inspiration, imaginez qu'un courant d'air traverse tout votre corps en entrant par la tête pour venir jusqu'à vos pieds. Pendant l'expiration, imaginez que l'air fait le trajet inverse, qu'il repart de vos pieds pour ressortir par votre crâne. Continuez pendant trois minutes environ.

Le training autogène simplifié

- Installez-vous au calme. Allongé ou assis, détendez-vous le plus possible. Zone après zone, essayez de prendre conscience de tout votre corps successivement (c'est ce qu'on appelle aussi un « *bodyscan* », comme si tout votre corps était passé au scanner).
- Ensuite, installez dans votre corps une sensation de pesanteur en vous focalisant sur cette pensée : « Je suis calme et mon corps est très lourd. » Avant de passer à l'étape suivante, faites durer celle-ci tout le temps nécessaire afin de bien ressentir cette lourdeur dans votre corps.
- Continuez à respirer doucement et régulièrement par le nez en faisant intervenir votre

ventre (donc en effectuant une respiration abdominale : à l'inspiration, le ventre gonfle ; à l'expiration, il se creuse) et focalisez-vous sur cette pensée : « Je suis calme et mon ventre respire. » Là encore, continuez pendant quelques minutes avant de passer à l'étape suivante.

• Parvenu à ce stade, vous allez continuer de respirer comme précédemment, mais vous allez en plus ressentir une douce chaleur, d'abord localisée dans votre seul abdomen, puis qui va se diffuser dans tout votre corps. Vous pensez : « Je suis calme et mon ventre est chaud. » Là encore, continuez pendant quelques minutes avant de passer à l'étape suivante.

• Enfin, terminez cette séance en pensant : « Je suis calme et mon front est frais », jusqu'à ce que vous éprouviez véritablement cette sensation. Continuez pendant quelques minutes, puis accordez-vous tout le temps nécessaire pour émerger et revenir doucement à la réalité.

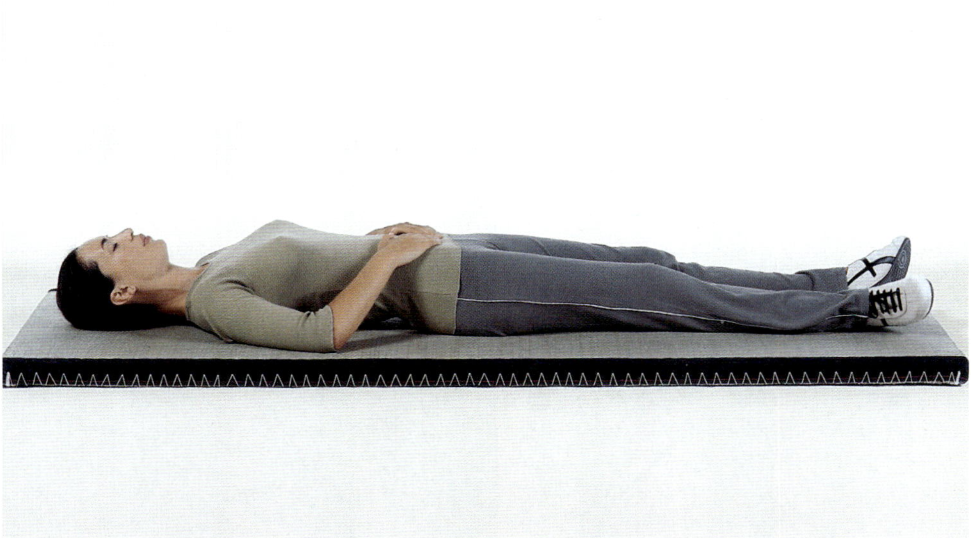

Apprendre à détendre son corps en « deux temps, trois mouvements »

Voici un programme express pour compléter vos séances de relaxation du ventre. Rassurez-vous, il ne vous prendra pas trop de temps ! Ces mini-exercices sont à la fois simples, rapides et vraiment efficaces. Associez-les deux à deux, trois à trois, ou offrez-vous une séance complète… en seulement 15 minutes ! Vous verrez : les bénéfices d'une relaxation en profondeur se feront rapidement sentir.

Expulsez vos tensions

1 minute

Criez fort, très fort ! Si vraiment vous n'osez pas vous « lâcher », chantez le plus fort possible ! Profitez de ce moment de libération d'énergie pour courir sur place, donner des coups de poing dans le vide, agiter vos bras en tous sens : bref, pour vous défouler !

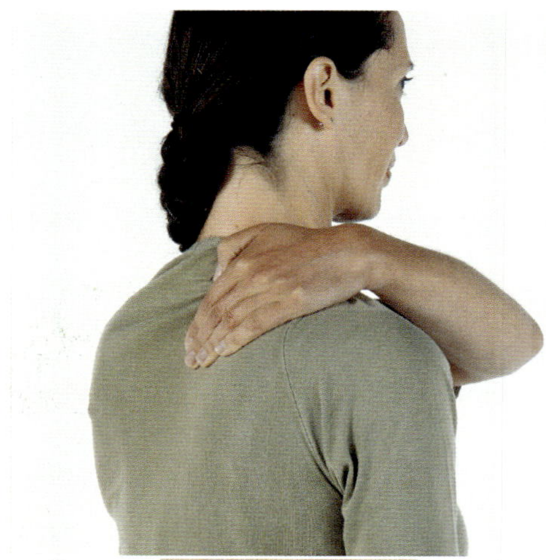

Décrispez votre visage

1 minute

Notre visage porte la trace de tous nos petits conflits intérieurs… et extérieurs. Profitez de ce que personne ne vous voit pour faire d'abominables grimaces en tordant tout votre visage et en exagérant vos mimiques et expressions.

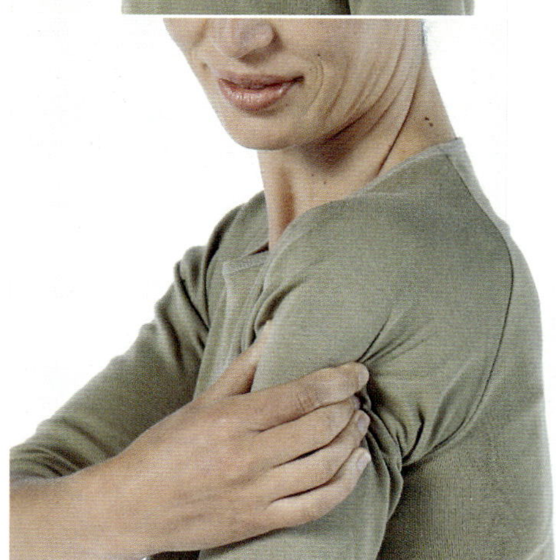

Allégez vos épaules

1 minute

Mettez successivement la paume de chacune de vos mains sur l'omoplate du côté opposé. Exercez une pression ferme en ramenant les mains vers l'avant, sur les clavicules, comme pour lisser la peau. Recommencez cinq fois. Puis pincez doucement entre le pouce et les autres doigts les deltoïdes et tout le dessus des épaules. Terminez en faisant pianoter vos doigts sur le haut du dos et des épaules.

Dérouillez vos poignets

2 minutes

Tendez les bras devant vous et faites une dizaine de cercles avec vos mains vers la droite puis vers la gauche. Ramenez ensuite vos mains vers vous et secouez-les rapidement vers l'avant, comme si elles étaient mouillées et que vous vouliez les sécher. Puis secouez-les de haut en bas comme si vous jouiez du tam-tam, en essayant de les garder très molles.

Décontractez vos pieds et vos chevilles

2 minutes

Debout, faites reposer l'un de vos pieds nus sur une balle de tennis en effectuant un mouvement de va-et-vient de l'avant (sous les orteils) vers l'arrière, tout en exerçant une pression assez ferme. Puis changez de pied. Ensuite, glissez la balle sous vos orteils et, avec le pied, faites des cercles d'abord petits puis de plus en plus grands.

Détendez votre dos

2 minutes

Allongé sur le dos, amenez les genoux sur votre poitrine et attrapez-les avec vos bras en croisant les mains. Rapprochez votre tête de vos genoux en décollant le haut du corps. Roulez tout doucement d'avant en arrière, cinq fois. Rallongez-vous puis recommencez.

Soulagez votre cou

1 minute

Penchez la tête alternativement d'un côté puis de l'autre (pour mettre la joue sur l'épaule), très lentement, trois fois de chaque côté. Puis penchez-la en avant et en arrière, toujours lentement. Faites ensuite un mouvement circulaire complet de la tête extrêmement doucement, deux fois dans un sens puis deux fois dans l'autre. Terminez en effectuant de très petits cercles avec la pulpe des doigts, en parcourant la zone située le long des cervicales, de la naissance des cheveux au haut du dos.

Retrouvez le calme

3 minutes

Allongez-vous sur le dos, bras le long du corps. Laissez peser votre corps de tout son poids sur le sol en vous concentrant sur vos sensations corporelles. Tour à tour, contractez les muscles des différentes parties de votre corps (bras droit puis gauche, jambes, dos, fesses) pendant quelques secondes, puis relâchez.

Apaisez votre esprit

2 minutes

Assis, croisez vos jambes en tailleur en gardant le dos droit. Posez chacun de vos avant-bras sur un genou, paumes vers le ciel. Joignez pouces et index. Gardez la tête droite et tenez la position en respirant lentement et très profondément, et en faisant le vide en vous.

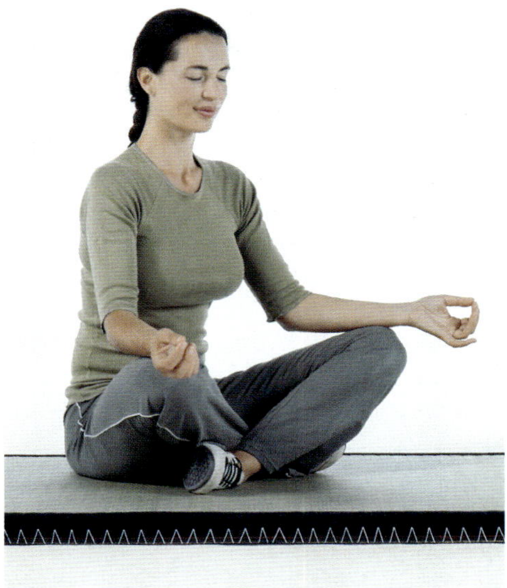

Une séance « sur mesure »

Vous pouvez décider de concevoir « sur mesure » vos séances de relaxation du ventre. Dans ce cas, combinez selon vos désirs les différentes techniques que nous vous proposons : respirations, visualisations... et même d'autres techniques que vous trouverez en fin de cet ouvrage comme les exercices de yoga ou de qi gong. L'idéal est de toutes les essayer, puis de voir celles qui vous plaisent le plus, ou celles qui vous font le plus d'effet, pour constituer votre propre cocktail !

Exercices de respiration pour vous décontracter

Nous vous proposons quatre exercices différents pour réapprendre à mieux respirer. Si tous sont actifs sur le ventre et participent à une profonde détente, chacun d'entre eux a son propre intérêt. À vous de choisir ce qui vous convient le mieux en fonction des moments ! L'avantage, c'est que vous pouvez pratiquer partout, n'importe quand (discrètement le plus souvent) et aussi fréquemment que vous en ressentez le besoin ou l'envie ! Vous pouvez aussi parfaitement combiner deux exercices pour ressentir leurs effets différents mais complémentaires.

La respiration vitale

Son intérêt : elle chasse le stress en profondeur et permet de mieux oxygéner le sang – ce qui délasse l'organisme et l'aide à éliminer ses toxines.

En pratique

Debout, assis ou allongé, inspirez par le nez en gonflant le ventre et en comptant deux temps (1, 2, dans votre tête, comme si vous égreniez les secondes), puis expirez tout doucement (en creusant l'abdomen) tout en comptant quatre temps (1, 2, 3, 4). Ainsi, l'expiration dure deux fois plus longtemps que l'inspiration ; elle est à la fois très douce et très lente. Continuez ces cycles pendant quelques minutes.

Au fur et à mesure de votre pratique, vous pourrez augmenter les temps, tout en restant toujours dans les mêmes rapports entre l'inspiration et l'expiration. Par exemple, une respiration à 4-8 temps (4 temps pour l'inspiration et 8 temps pour l'expiration), puis 8-16 temps (8 temps pour l'inspiration et 16 temps pour l'expiration).

La respiration antistress

Son intérêt : comme son nom l'indique, elle est tout particulièrement apaisante. En effet, elle intègre des temps de « pause respiratoire » (comme au yoga) qui sont compris par le cerveau et qui lui permettent de faire chuter le stress. Il faut quelques minutes au cerveau pour les intégrer, et il va osciller quelque peu, au début de l'exercice, entre l'état de stress et celui de non-stress, avant de basculer dans la quiétude. La « respiration carrée », venue du yoga, est très bénéfique. Elle est appelée ainsi parce que les temps d'inspiration, d'expiration et de pauses entre les inspirations et les expirations sont tous égaux. Cette respiration est particulièrement recommandée pour équilibrer le système nerveux autonome parasympathique.

En pratique

Inspirez par le nez en gonflant bien le ventre et en comptant dans votre tête quatre temps. Puis faites une pause respiratoire sur quatre temps également (on bloque la respiration, l'air ne rentre ni ne sort plus). Expirez très doucement sur quatre temps, puis refaites une pause sur quatre temps avant d'enchaîner sur l'inspiration suivante. Il doit y avoir autant de temps de blocage respiratoire que de temps de respiration. Répétez l'exercice sans discontinuer pendant plusieurs minutes.

Note pour les débutants

Si cet exercice respiratoire vous semble trop difficile, modifiez-le, car il ne doit pas être pénible. Dans ce cas, effectuez à la place la respiration précédente (respiration vitale) en intégrant dans les cycles des pauses respiratoires courtes : inspirez sur quatre temps, bloquez votre respiration sur deux temps, expirez sur huit temps puis faites une seconde pause sur deux temps.

Les respirations dynamisantes

Leur intérêt : elles redonnent à l'organisme l'énergie qui lui fait défaut en faisant le plein d'oxygène et sont idéales en cas de petit coup de fatigue, pour se redonner de l'élan. Vous pouvez les pratiquer ensemble ou séparément. Prudence toutefois : ces deux techniques respiratoires provoquent une hyperoxygénation extrêmement dynamisante, mais qui peut faire légèrement tourner la tête. Soyez simplement prévenu et ne vous étonnez pas quand cela survient : arrêtez simplement l'exercice.

En pratique

1re respiration : c'est la « respiration inversée ». Rentrez le ventre en inspirant très, très lentement ; puis effectuez un temps de pause (de l'ordre de quelques secondes) en contractant le plus possible le ventre et le périnée ; relâchez brutalement en expirant, comme si vous poussiez un soupir.

2e respiration : c'est la « respiration du feu ». Posez les mains sur votre ventre pour bien sentir vos mouvements respiratoires. Faites de petites respirations très rapides (le cycle inspiration/expiration doit durer une seconde environ) en hyperventilant : votre ventre, comme un soufflet, doit rentrer et sortir au rythme des respirations.
Quand cela devient difficile, bloquez la respiration après une inspiration, contractez fortement ventre et périnée, puis relâchez brusquement (comme pour l'exercice précédent), comme un soupir. Cette respiration est souvent apprise aux enfants asthmatiques car elle rééquilibre les temps d'expiration et d'inspiration, ce qui facilite l'ouverture des bronches.

Quelques visualisations pour bien détendre le ventre

La visualisation complète parfaitement les exercices de respiration. Elle rend la détente encore plus profonde et plus physique.

Visualisation « minute »

C'est la plus simple et la plus rapide, elle se pratique allongé ou même assis.

En pratique

- Décontractez-vous bien en respirant lentement, profondément et régulièrement avec le ventre (inspirez en gonflant l'abdomen, expirez en le creusant).
- Portez votre attention au niveau du ventre.
- Par la pensée, en vous concentrant, faites apparaître au niveau de votre abdomen une couleur chaude (jaune orangé).
- Faites apparaître, toujours au niveau du ventre, une image positive. Elle doit être agréable, favoriser votre détente, mais ne pas provoquer chez vous d'émotion : pas question donc d'y inclure des personnes que vous aimez. Pensez plutôt à un paysage que vous appréciez : champ de lavande, désert, paysage de montagne, bord de mer, forêt tropicale…
- Continuez pendant une à deux minutes. Votre ventre doit se détendre assez rapidement, et vous pouvez prolonger l'exercice aussi longtemps que vous le souhaitez si vous avez du temps.

Visualisation énergétique

Issue des méthodes de relaxation chinoise, cette technique très complète permet de remettre en mouvement l'énergie quand elle se trouve bloquée au niveau de l'abdomen, ce qui est généralement le cas chez les personnes stressées qui « prennent les coups » dans le ventre.

En pratique

• Décontractez-vous bien en respirant lentement, profondément et régulièrement avec le ventre (inspirez en gonflant l'abdomen, expirez en le creusant).

• Portez votre attention au niveau du ventre.

• Imaginez que votre ventre est un gros chaudron, un véritable réservoir d'énergie, et qu'il concentre et rassemble toute l'énergie venue de la périphérie de votre corps. En inspirant, l'énergie se déplace de vos pieds jusqu'à votre ventre. Elle part également de vos doigts, remonte le long de vos bras jusqu'à vos épaules, redescend dans la poitrine pour atterrir dans votre abdomen.

• Quand vous sentez que votre ventre est bien chaud, relancez la circulation d'énergie en la faisant monter et descendre dans tout le corps : ventre, périnée, nombril, plexus, gorge, crâne, puis faites le chemin en sens inverse. Cela permet d'ouvrir tour à tour tous les centres d'énergie, ce que la médecine ayurvédique (la plus vieille médecine du monde, d'origine indienne, qui prend en compte l'humain dans son unité – qu'il s'agisse de son corps, de son esprit, de ses émotions, de son mode de vie, de son environnement ou de son comportement...) appelle les *chakras*.

CONSEILS

MISE EN CONDITION

Pour faciliter votre détente, aménagez un environnement calme et apaisant, propice à vos séances de relaxation. D'abord, installez-vous au calme, seul et tranquille. Profitez du fait que les enfants sont sortis, ou que tout le reste de la famille est couché, quitte à vous enfermer dans une pièce si vous en ressentez le besoin. Question décor, la simplicité s'impose : allongez-vous sur un petit matelas posé directement sur le sol, ou sur le canapé, ou même sur votre lit. Mettez une musique douce (des sons de la nature, très efficaces, ou un CD composé spécialement pour la relaxation). Tamisez la lumière ou créez même une atmosphère de pénombre, et enfilez une tenue confortable dans laquelle vous ne vous sentez ni serré ni boudiné, et suffisamment chaude (car, quand on est détendu, la température corporelle peut chuter légèrement, ce qui suffit parfois à avoir froid). Une petite bougie parfumée, ou un diffuseur d'huiles essentielles, délicieusement odorantes, complètera cette panoplie de voyage !

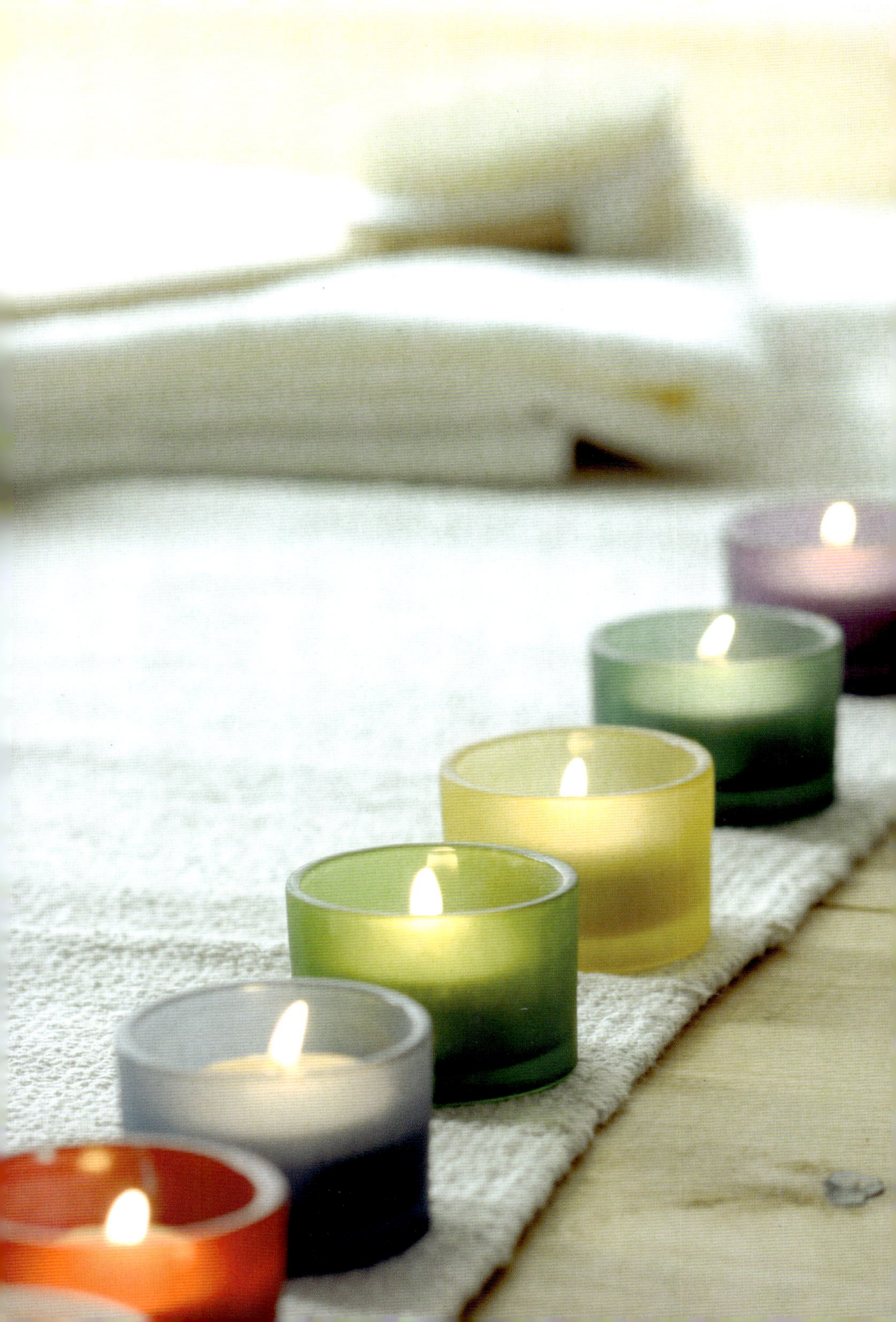

Conseils simples pour ventre sain

Pour vivre avec un ventre plus « relax », c'est une véritable hygiène de vie qu'il faut mettre en place. Les exercices proposés vous apporteront beaucoup, mais si vous voulez des résultats durables, vous devez les accompagner de quelques mesures simples à pratiquer au quotidien.

Disciplinez-vous

Si vous souffrez du ventre, rien ne se fera en un jour, et il serait dommage d'attendre d'avoir mal pour pratiquer les exercices que nous vous avons présentés. Consacrez plutôt une dizaine de minutes chaque matin (et éventuellement, si vous en avez l'envie, le besoin et le temps, chaque soir) à une séance de relaxation du ventre. L'effet sera réel et durable si vous vous en donnez la peine et si vous parvenez à être assidu. Dès que vous aurez compris et apprécié vos progrès, vous ne pourrez plus vous en passer !

Bougez !

Un peu d'activité physique (si elle n'est pas pratiquée dans un esprit de compétition) peut aider à se sentir mieux, pas forcément du jour au lendemain, mais plutôt à moyen et long terme : il faut persévérer et adopter réellement une meilleure hygiène de vie. Choisissez un sport pas trop violent, dans lequel vous ne vous trouvez pas en compétition, ce qui vous stresserait encore davantage sous prétexte de vous défouler !

Évadez-vous !

Cessez d'avaler n'importe quoi n'importe comment au moindre coup de stress. Au lieu de vous venger sur toutes les cochonneries industrielles que propose le distributeur du bureau, respirez comme vous avez appris à le faire, buvez très lentement un grand verre d'eau à température ambiante en l'appréciant, prenez l'air cinq minutes en regardant le ciel...
Bref, faites le vide !

Prenez le temps de vivre...

Vous ne devez manger que quand vous vous mettez à table : pas question d'avaler quelque chose debout sur un coin de bureau.
Accordez à votre alimentation la place qu'elle mérite !
Même chose pour cette autre activité essentielle qu'est aller à la selle : là aussi, prenez le temps qu'il faut ! Ça n'a l'air de rien, et pourtant...

Limitez le tabac et le café

Ce sont de véritables ennemis du ventre qui ne font qu'empirer les petits maux du quotidien : ils ne chassent pas le stress mais aggravent les troubles, comme l'accélération du rythme cardiaque !

Changez d'activité

Si vos troubles sont vraiment importants, pourquoi ne pas vous initier au yoga ? Il a été scientifiquement prouvé que cette discipline, qui réconcilie le corps et l'esprit, est bénéfique à tous ceux qui souffrent d'un côlon irritable et de douleurs abdominales d'origine nerveuse. Pour vous initier, vous trouverez de nombreux exercices et postures à la fin de cet ouvrage, sous forme d'une séance complète de yoga du ventre.

Retapez votre système digestif

Pour rééquilibrer votre alimentation et remettre votre tube digestif en état, faites un régime riche en fibres (donc en fruits et légumes), et prenez des tisanes digestives (fenouil, cumin, anis, réglisse, menthe...).

À l'eau !

Quand votre ventre vous fait souffrir, filez prendre un bain brûlant ou une douche bien chaude, et, avec la pomme de la douche, effectuez des massages circulaires sur votre abdomen, toujours dans le sens des aiguilles d'une montre. Cela permet de calmer les spasmes. On conseille aussi de mettre des glaçons dans un gant de toilette et de se masser le ventre avec ce gant gelé sous une douche brûlante : le contraste des températures est bénéfique, mais tout le monde n'apprécie pas l'effet « douche écossaise »...

Faites-vous du bien

Pollen (vitamines diverses et acides aminés), chocolat noir (magnésium), levure de bière et germe de blé (vitamines du groupe B) : tous ces aliments vous font du bien au moral, tout en chouchoutant vos papilles ! Mettez-les donc au menu sans complexes.

CONSEILS

CALMEZ VOTRE ORGANISME DE L'INTÉRIEUR

Vous pouvez faire des cures d'oligo-éléments (lithium, manganèse, cobalt), prendre du magnésium (à petites doses, car il est laxatif) et remplacer vos cafés par des infusions de plantes : aubépine, passiflore ou pervenche sont recommandées, ainsi que le tilleul, la camomille romaine, la verveine. Si vous avez tendance à grignoter sucré pour calmer vos montées de stress, prenez en sus du chrome, du zinc et du nickel. Optez également pour un remède de grand-mère très efficace : deux cuillères à soupe d'eau de fleur d'oranger (que vous trouverez chez l'épicier) matin et soir, dans un verre d'eau ou une boisson (c'est ce qu'on appelle le « café blanc » en Afrique du Nord) : à consommer sans modération !

En homéopathie, on conseille *Gelsémium* (qui vous aidera à ne pas vous laisser embarquer dans vos émotions), *Arsenicum Album, Ignacia amara* (tout particulièrement si vous êtes nerveux et que vous grignotez), *Kalicarb* ou *Ambra grisea. Ignatia amara* vous aidera si vous vous sentez oppressé, et *Griffonia* si vous devenez irritable. Tous ces remèdes sont à choisir en 4 à 7 CH, à raison de 5 granules deux fois par jour.

En aromathérapie, profitez des bienfaits des huiles dans un bain (10 gouttes d'huiles au total si vous les mélangez), sur l'oreiller ou un mouchoir, ou encore en baume à passer sur les tempes ou les poignets dans les moments de nervosité. Des sprays parfumés pour la maison et le bureau seront aussi très agréables… Vous n'avez que l'embarras du choix : lavande (les Romaines en mettaient dans les armoires contenant leur linge de maison pour calmer leurs maris, volontiers violents…), camomille, petit grain, verveine, marjolaine, sauge, rose, santal, ylang-ylang, néroli… vous seront tout aussi bénéfiques.

Du sport, absolument !

Vous ne bougez pas ? Quel dommage ! Il va falloir changer vos habitudes... Que vous ayez acheté ce livre pour calmer des douleurs abdominales liées au stress, ou que vous l'ayez choisi pour perdre votre petit bedon, vous avez besoin, pour vous sentir mieux, de bouger ! En effet, le sport redessine la silhouette en augmentant la masse musculaire et accélère la perte de poids puisque les muscles, pour travailler, puisent dans les réserves graisseuses. La santé s'en ressent : le cœur et le système respiratoire gagnent en efficacité, le capital osseux est préservé, on se sent moins fatigué, on dort mieux...

Du sport : quand ?

Dans l'idéal, il faut pratiquer deux ou trois fois par semaine, au minimum 45 minutes, à rythme modéré. Vous avez l'impression que vous ne trouverez jamais le temps ? En semaine cela peut être parfois difficile mais comptez avec le week-end : une grande virée à vélo ou à rollers avec les enfants, le dimanche, compte pour une séance ! Si vous rajoutez un cours le samedi après-midi, il ne vous reste plus qu'une séance à placer en semaine, c'est faisable !

Je ne me sens pas motivé...

C'est vrai, se mettre au sport demande un gros effort au début... Mais vous allez constater que, très rapidement, non seulement vous en ressentirez les bénéfices, mais en plus vous y prendrez réellement plaisir. Votre organisme, lui, s'en rendra compte très vite, d'autant que toute séance un peu longue déclenche un flot d'endorphines (ces molécules de bien-être fabriquées par le cerveau) qui provoquent une réelle euphorie... Une vraie drogue dont il serait dommage de se passer ! Vous verrez, vous y prendrez très vite goût !

Quelques conseils pour s'y remettre

Facilitez-vous le sport !

Soyez pratique et choisissez des activités qui ne soient pas trop contraignantes : si la piscine est à 15 km ou que le cours de tennis a lieu le dimanche matin à 8 h, vous n'irez pas plus d'un mois, c'est sûr !

Voyez double

Essayez de ne pas choisir un, mais deux sports, dont l'un au moins fait travailler tout le corps et pas seulement une partie.

Par exemple, si vous voulez faire de l'aviron ou du rameur, combinez avec de la marche rapide : ce sera moins lassant et meilleur pour la silhouette.

Faites-vous plaisir

Choisissez votre activité en fonction de vos goûts et de vos besoins, selon, par exemple, que vous aimez être dehors, que vous voulez bouger en groupe ou en solo, que vous êtes attiré par une discipline plutôt physique ou au contraire très « zen »...

Misez sur l'originalité

Il y a une vie sportive après le quatuor natation-vélo-gym-footing ! Taï chi chuan, escalade, danse, équitation, escrime, roller, golf, aviron, claquettes, boxe, football, hockey… tout est possible ou presque, partout !

Allez-y en douceur

Pas question de passer de « rien du tout » à « 1 heure de footing par jour » : n'ayez aucune honte à reprendre doucement. Si vous vous lancez trop violemment, vous risquez de vous épuiser ou même de vous blesser.

Programmez vos « rendez-vous sport »

Si vous ne les inscrivez pas noir sur blanc sur votre agenda (ou sur le calendrier familial), vous risquez de zapper vos séances parce que vous aurez pris d'autres obligations…

Ne restez pas seul

Essayez d'entraîner avec vous un ou une ami(e), qui soit suffisamment motivé pour vous pousser quand vous aurez un « coup de mou ». Sinon, choisissez une activité de groupe avec une ambiance sympathique : c'est motivant !

Testez-vous

Faites une séance d'essai avant toute inscription pour voir si l'activité et l'ambiance vous conviennent. Même chose pour les salles de gym : signez pour un mois, cela vous laisse le temps de « prendre la température ».

Et surtout…

Si vous vous sentez trop gros, complexé, évitez les sports « déshabillés » comme la natation, la gym ou le basket, et préférez ceux où vous ne dévoilez pas votre corps (randonnée, vélo, golf, marche…).

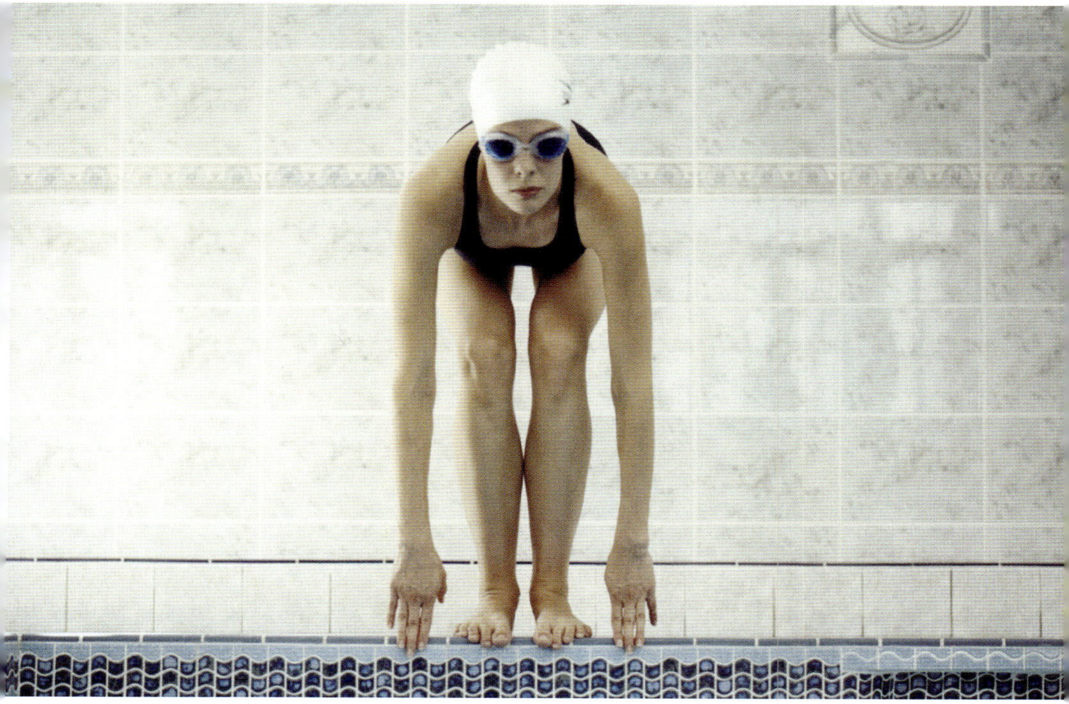

Un ventre plus tonique, plus ferme

Ce chapitre vous concerne si :

- Vous avez du ventre alors que vous n'êtes pas gros.
- Vous êtes maman d'un ou plusieurs enfants.
- Vous trouvez que votre ventre est mou.
- Vous êtes fâché avec les abdominaux…
- Vous ne vous aimez plus en maillot de bain.
- Vous avez l'impression que votre ventre part vers l'avant, qu'il s'est relâché, distendu.

Fini, le ventre mou !

Avec l'âge et, chez les femmes, avec les grossesses (surtout quand on a pris un peu trop de poids en attendant bébé), le ventre a la détestable habitude de se relâcher. Pourquoi ? Comment prévenir et lutter contre cette évolution ?

Plus de tonus et d'élasticité

Comment expliquer la tendance du ventre à se relâcher et à s'arrondir avec les années ? D'une part, la peau est moins ferme, moins tonique : la synthèse de collagène et d'élastine devient moins importante en vieillissant, la cohésion des cellules diminue, ce qui explique le manque de tonus et d'élasticité. Ajoutez à cela un manque évident d'exercice physique (très peu de personnes font de la gymnastique tous les jours, en faites-vous partie ?), quelques petits kilos superflus... et vous comprendrez pourquoi moins d'une femme sur dix est satisfaite de son ventre et de son tour de taille, et pourquoi les hommes, même s'ils l'avouent moins, commencent à s'en soucier... quand ils ne sont pas la cible des quolibets de leur entourage !

Certes, le ventre n'est pas le seul concerné : les fesses (lieu privilégié de stockage des graisses, même si on refuse de le reconnaître) et les cuisses (visées tout particulièrement par la cellulite qui est accentuée par une mauvaise circulation sanguine) peuvent également être touchées. Mais tout le problème du ventre est qu'il « accuse le coup » durablement.

En outre, pour les femmes, tout s'accélère avec la ménopause : pour des raisons hormonales, le ventre devient alors, comme chez les messieurs, le lieu favori de stockage de tous les excès alimentaires ! Et, parallèlement, la femme perd un ou deux centimètres de hauteur de buste (ce qui accentue « l'effet bourrelet »)...

Cela vous semble désespérant ? Pourtant, on peut agir au quotidien... Sans chercher à obtenir des « tablettes de chocolat » d'athlète, il est possible de conserver un ventre plat et ferme. Mais il n'y a pas de miracle : il faut faire travailler les muscles pour qu'ils retrouvent leur tonicité. Quant à la peau, son état peut être amélioré par des massages et des crèmes. L'effet cosmétique seul est modeste mais bien réel, et la combinaison des deux (gymnastique + travail sur la peau) produit vraiment de bons résultats. Essayez donc...

Ce qu'il faut comprendre

Le ventre est « tenu » par plusieurs muscles : les obliques sont des muscles superficiels qui dessinent la taille. Les grands droits sont des muscles longs qui partent de la pointe du sternum jusqu'au pubis et qui forment les fameuses « tablettes ». Le muscle pyramidal, qui fait partie des grands droits, est situé juste au-des-

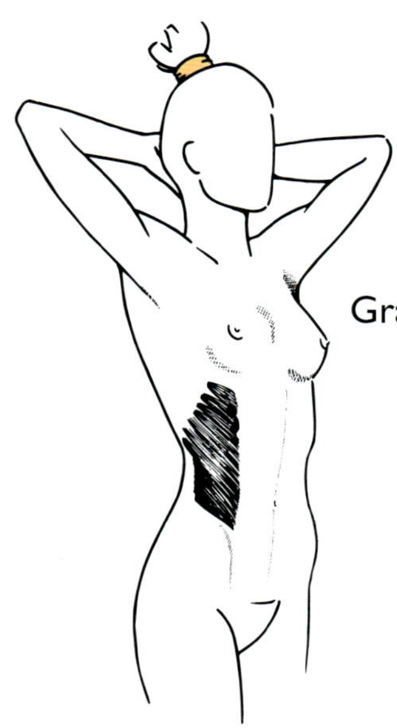

sus de la symphyse pubienne. Le transverse est le muscle profond de l'abdomen qui forme une gaine et soutient les viscères. C'est surtout lui dont le manque de tonicité provoque le relâchement abdominal (le ventre pointe vers l'avant).

Le bon geste à répéter

Aucun exercice de gymnastique ne parvient véritablement à muscler le transverse, qui, comme nous l'avons dit, forme un corset, une gaine naturelle empêchant les « débordements ». Pour le faire travailler, rien ne vaut la respiration abdominale profonde (encore elle !), à pratiquer dès que vous y pensez, dans l'idéal 25 à 30 fois par jour. Allongé (ou éventuellement assis quand vous ne pouvez pas vous allonger), inspirez très doucement par le nez en gonflant le ventre le plus possible (pendant 5 secondes) puis expirez par la bouche en rentrant le ventre (8 secondes). Effet garanti ! Vous constaterez vraiment vite la différence. De plus, mieux « soutenue de l'intérieur », votre posture sera plus harmonieuse.

À SAVOIR

VENTRE ET DOS, MÊME COMBAT

Votre dos vous fait fréquemment souffrir ? Sachez que votre ventre et lui sont intimement liés.

Si vous êtes trop cambré et que vous vous tenez mal, votre ventre part vers l'avant, vos muscles abdominaux aussi, ils se détendent, ce qui accentue « l'effet bedon ».

Ainsi, pour avoir moins mal au dos, il faut faire travailler non seulement les muscles dorsaux, mais aussi les muscles abdominaux qui permettent de se tenir bien droit et de gainer l'ensemble du corps. Cela vous donnera rapidement l'air plus mince et plus tonique ! Quand vous êtes debout, pensez à rentrer le ventre, à serrer les fesses, à basculer le bassin (comme si votre pubis voulait regarder vers le ciel), et à garder les deux épaules à la même hauteur : vous y gagnerez non seulement une nouvelle silhouette, mais aussi un ventre plus plat et plus ferme. Et plus vous serez musclé, moins vos vertèbres se rappelleront à votre bon souvenir !

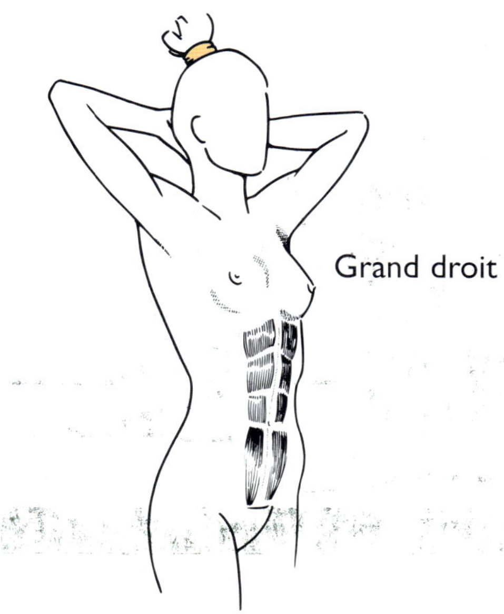

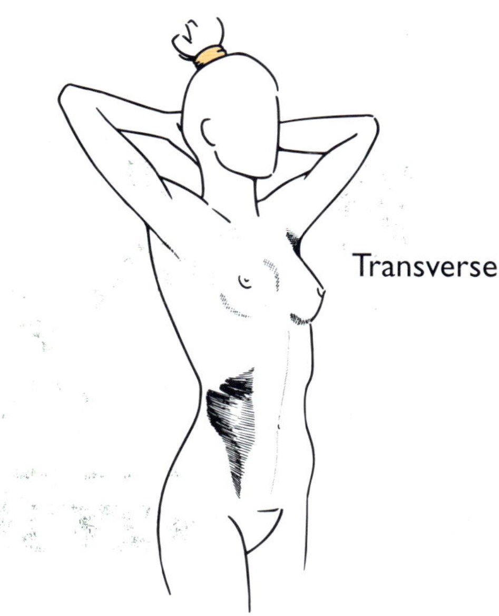

Exercices pour tonifier, raffermir et aplatir le ventre

Avec dix minutes quotidiennes, vous n'obtiendrez pas l'effet « tablettes de chocolat » des magazines, mais vous allez véritablement tonifier vos muscles abdominaux, donc durcir votre ventre et affiner votre taille.

Élaborez votre programme

Choisissez parmi ces exercices ceux que vous préférez (au moins cinq d'entre eux), et combinez vos séances. Évidemment, au fur et à mesure, vous serez plus entraîné et vous pourrez travailler plus longtemps, en augmentant le nombre de répétitions de chaque exercice ainsi que le nombre d'exercices ! Mais souvenez-vous qu'il vaut mieux 10 mn chaque jour qu'une demi-heure deux fois par semaine seulement.

1. Relevé croisé

Allongé sur le dos, jambes pliées et croisées l'une sur l'autre, une main sur la tempe, relevez le buste pour aller toucher de votre coude le genou opposé (celui qui est croisé). L'autre bras reste posé au sol pour servir d'appui.

Débutant : 2 séries de 10 de chaque côté.

Confirmé : 3 séries de 15 de chaque côté.

1

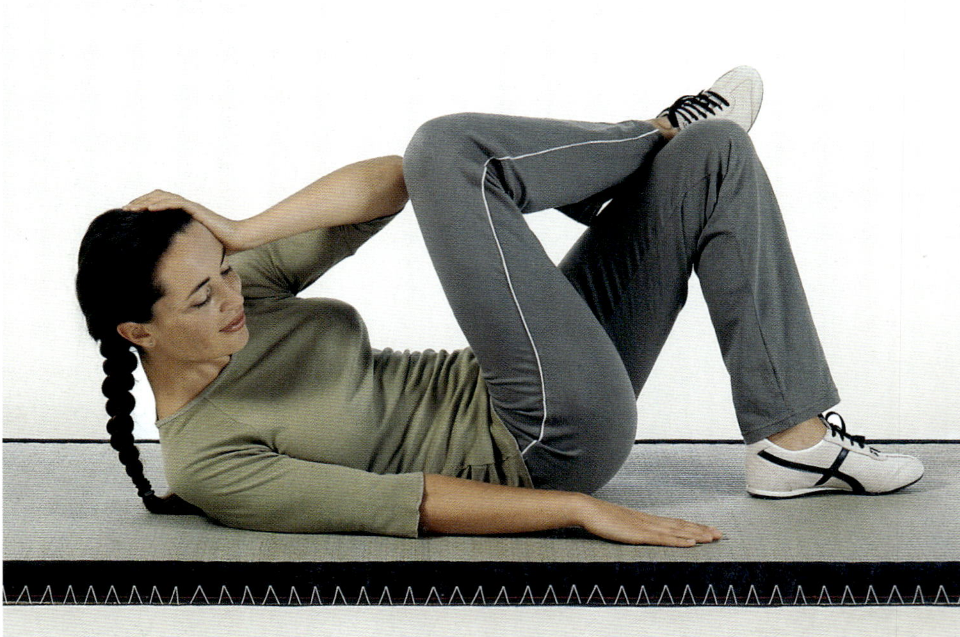

2

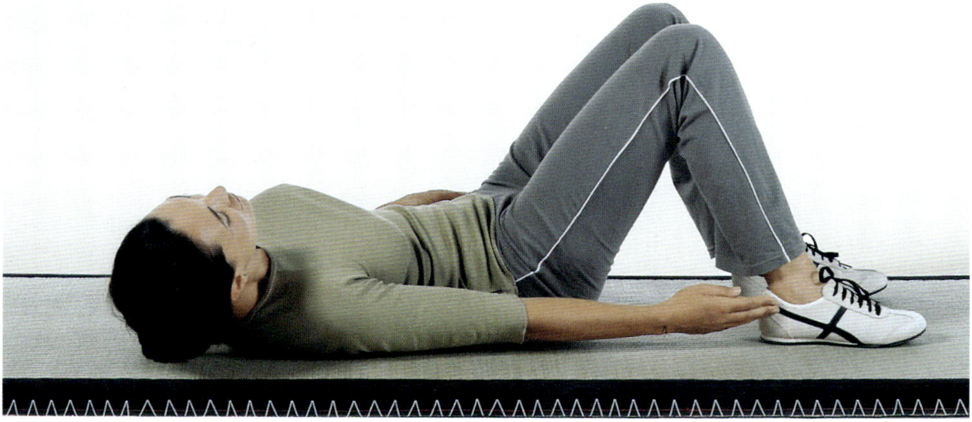

3

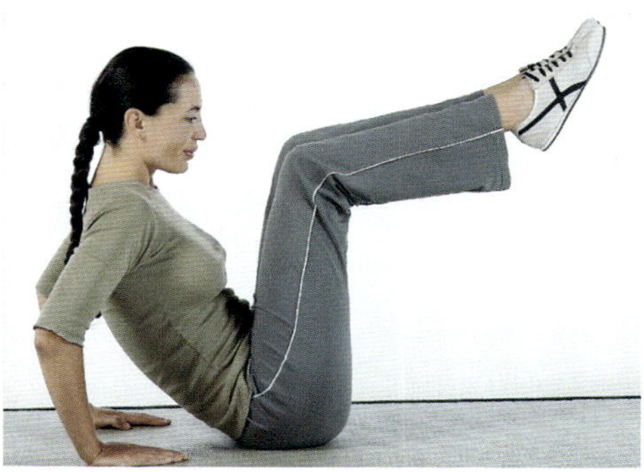

4

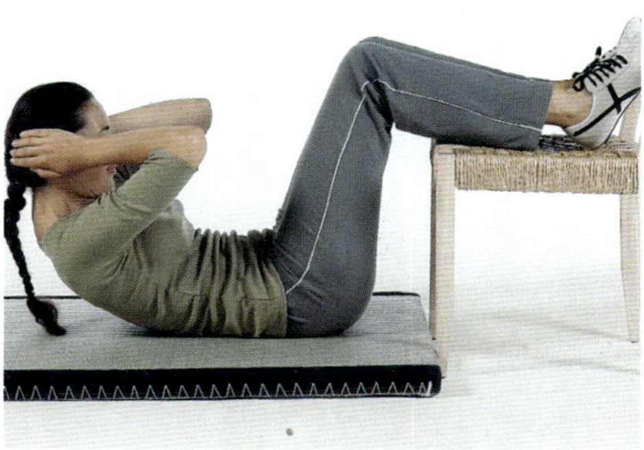

2. Toucher latéral

Allongé sur le dos, jambes fléchies et écartées, bras le long du corps, pliez votre buste sur le côté en le relevant très légèrement pour aller toucher le bord externe de votre pied droit avec votre main droite. Revenez au milieu puis faites la même chose du côté gauche.
Débutant : 2 séries de 10 de chaque côté.
Confirmé : 3 séries de 15 de chaque côté.

3. Petite bascule

Assis, en équilibre sur les fesses, mains posées à terre et bras à demi-fléchis, jambes en l'air et fléchies, pieds serrés et pointes de pieds tendues. Rapprochez les jambes et le buste très doucement, sans cambrer.
Débutant : 2 séries de 8 mouvements.
Confirmé : 3 séries de 12 mouvements.

4. Décollage immédiat

Allongé sur le dos, jambes repliées et posées sur l'assise d'une chaise, mains posées sur les oreilles (pour ne pas forcer sur les cervicales), décollez le plus possible le haut du buste en baissant le menton sur la poitrine.
Débutant : 2 séries de 10 mouvements.
Confirmé : 3 séries de 15 mouvements.

1. Descente sur chaise

Allongé sur le dos, jambes en l'air tendues, croisées au niveau des chevilles et parallèles au dossier d'une chaise, bras en croix et paumes des mains au sol.

Lentement, descendez vos jambes groupées de part et d'autre de la chaise sans la toucher (en veillant à garder les jambes bien droites)

Débutant : 2 séries de 6 descentes de chaque côté.

Confirmé : 3 séries de 8 descentes de chaque côté.

2. Ronds de jambe

Allongé sur le dos, mains sous les fesses, jambes tendues en l'air et parallèles à une chaise (ce qui évitera de trop baisser les jambes et donc de cambrer le dos), effectuez des petits cercles concentriques des deux jambes simultanément.

Débutant : 2 séries de 10 cercles dans chaque sens.

Confirmé : 3 séries de 15 cercles dans chaque sens.

3. Roulé arrière

Allongé sur le dos, les jambes tendues en l'air (perpendiculaires au buste), pieds joints, bras allongés et mains au sol, décollez légèrement et doucement les fesses (comme pour faire une chandelle).

Débutant : 1 série de 12 mouvements.

Confirmé : 2 séries de 15 mouvements.

4. Rotations rapides

Debout, mettez les mains sur votre taille.

A. Enchaînez une minute de mouvements latéraux en vous penchant alternativement vers la gauche puis la droite.

B. Continuez avec une minute de rotations du buste d'un côté puis de l'autre.

Débutant : recommencez 2 fois l'enchaînement.

Confirmé : recommencez 4 fois l'enchaînement.

1

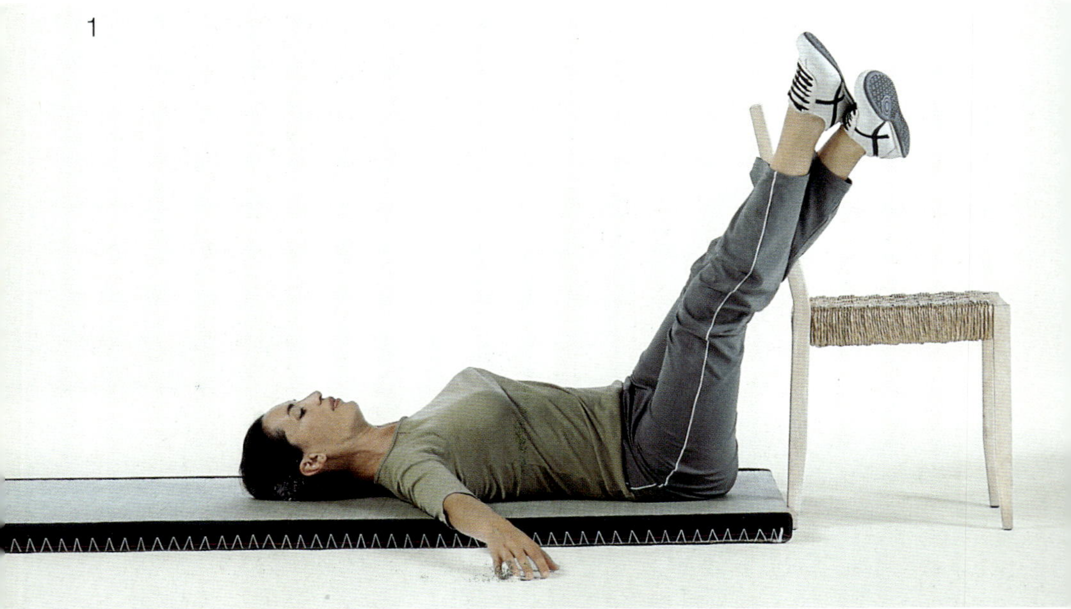

2 3

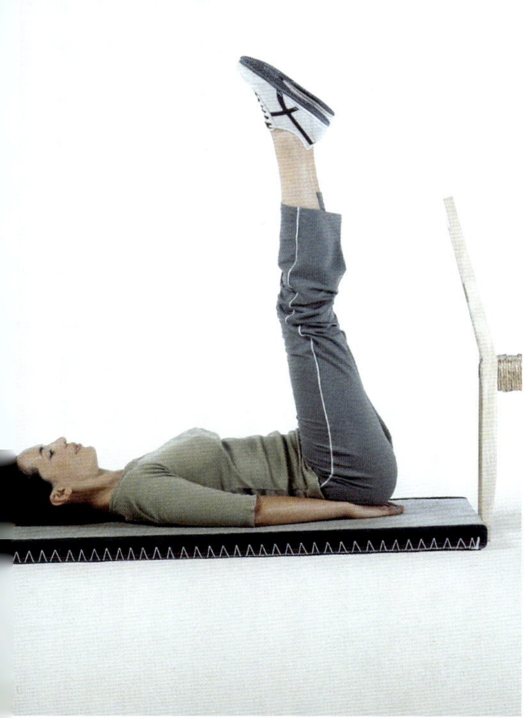

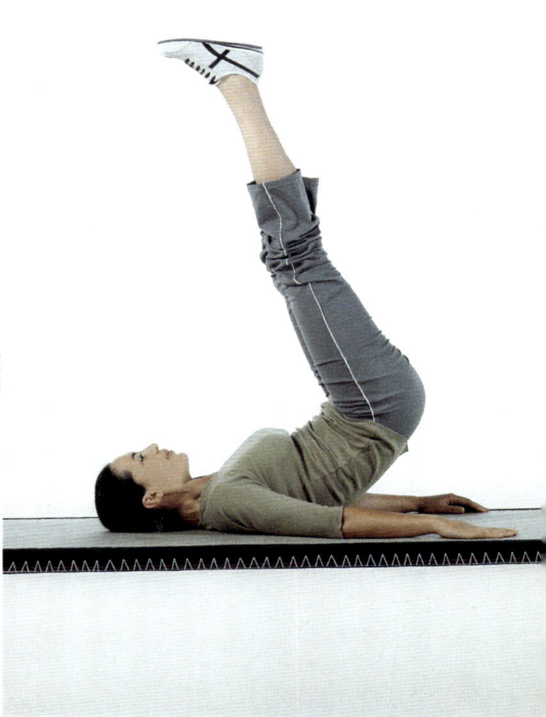

4A 4B

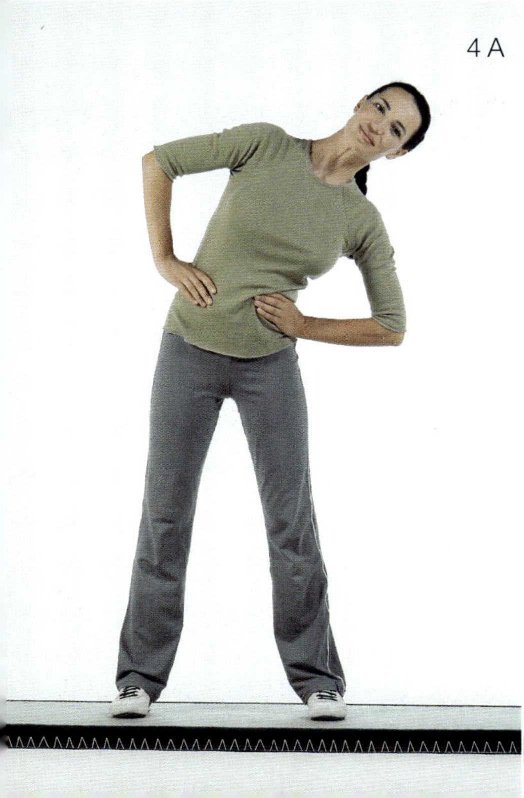

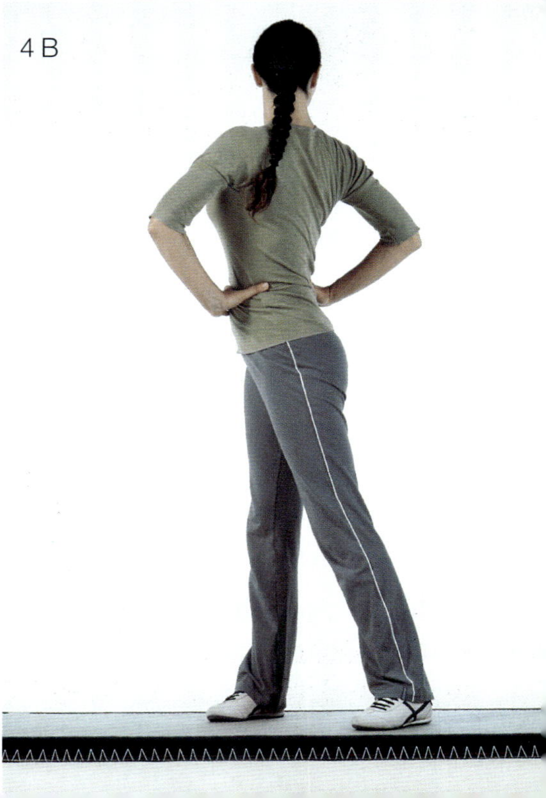

1. Allongement de jambes

A. Allongé sur le dos, bras le long du corps, jambes repliées, genoux ramenés vers le buste. Surveillez votre dos qui doit rester bien enfoncé dans le sol et ne pas bouger pendant l'exercice.
B. Lentement, tendez une seule jambe à 45°, pieds flexes. Puis repliez-la et tendez l'autre comme pour faire le piston. Enchaînez. Le dos doit rester ancré dans le sol, veillez à ne pas le cambrer. Vos mains servent d'appui.

Débutant : 1 série de 16 mouvements en alternant les jambes.

Confirmé : 2 séries de 16 mouvements en alternant les jambes.

1 A

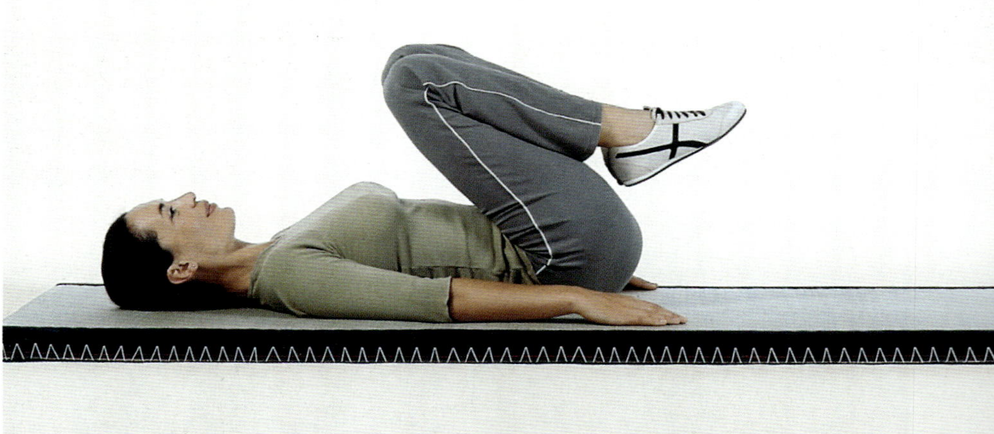

1 B

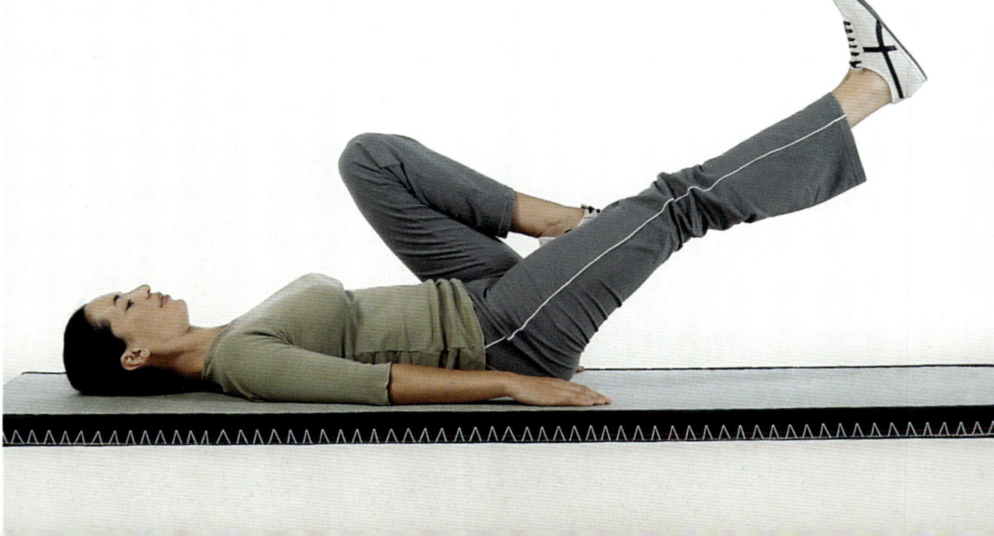

2. Relevés enchainés

A. Allongé sur le dos, genoux pliés, pieds au sol, mains derrière la tête. En appui sur les pieds, rentrez les abdos.

B. Relevez le haut du buste en regardant vers les jambes.

C. Tendez les bras et touchez les genoux avec les mains.

Revenez à la position précédente puis reposez le haut du corps au sol.

Débutant : 2 séries de 8 mouvements.

Confirmé : 2 séries de 12 mouvements.

2 A

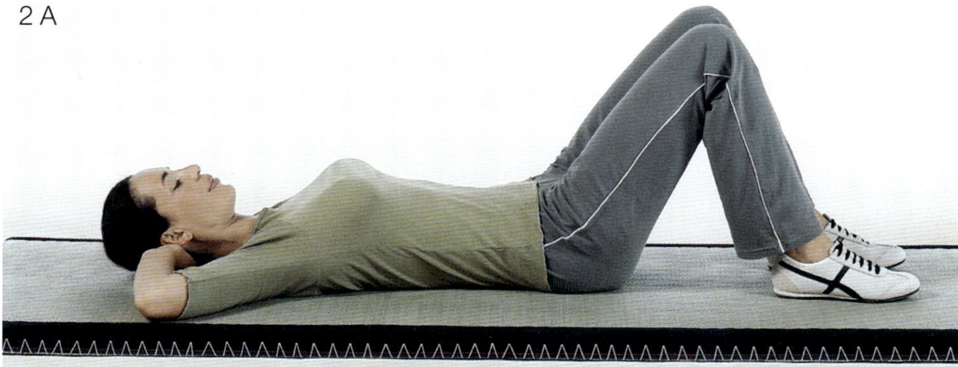

2 B

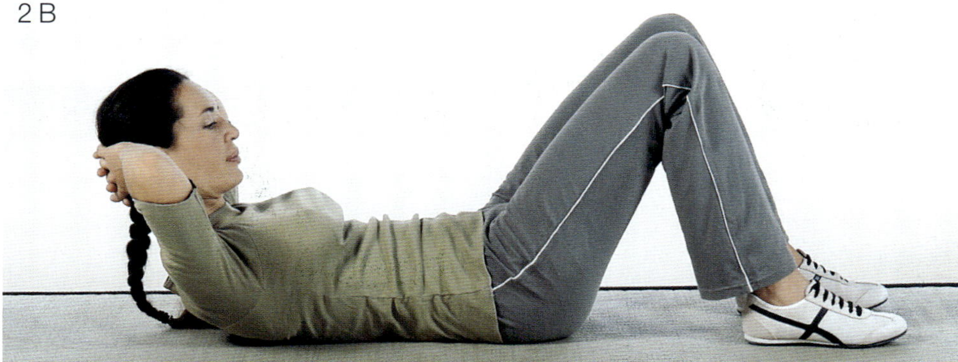

2 C

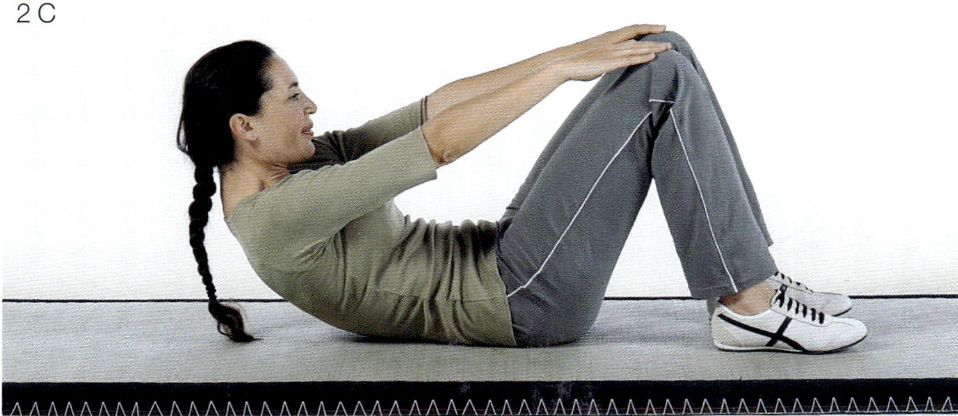

1. Pointes en l'air

A. Allongé sur le dos, genoux pliés et pointes de pieds au sol.

B. Dos plaqué au sol (toujours !), montez simultanément et lentement les deux jambes à la verticale (les cuisses ne bougent pas), puis redescendez sur les pointes avant de reposer les talons à terre.

Recommencez.

Débutant : 1 série de 10 mouvements.

Confirmé : 2 séries de 15 mouvements.

1 A

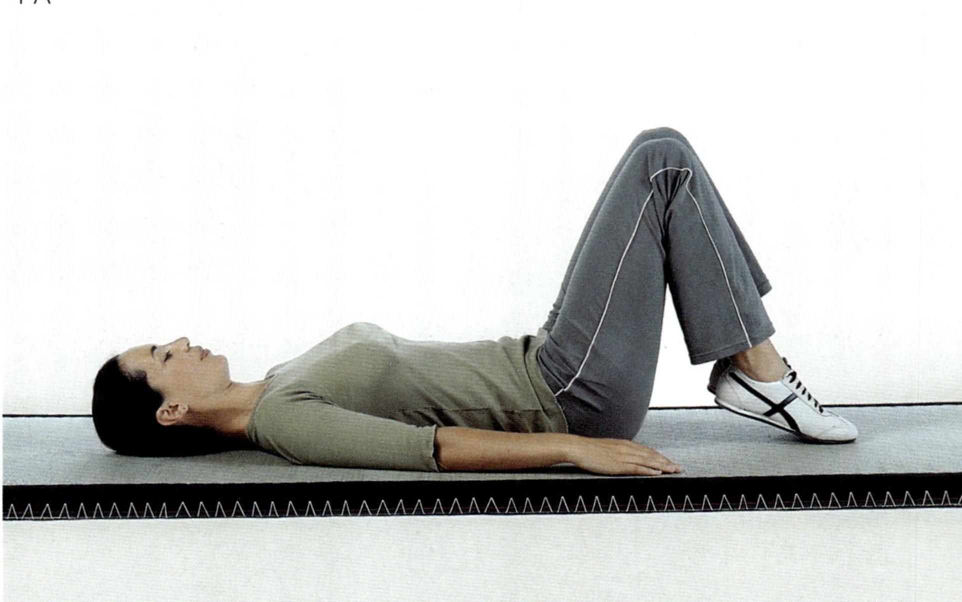

1 B

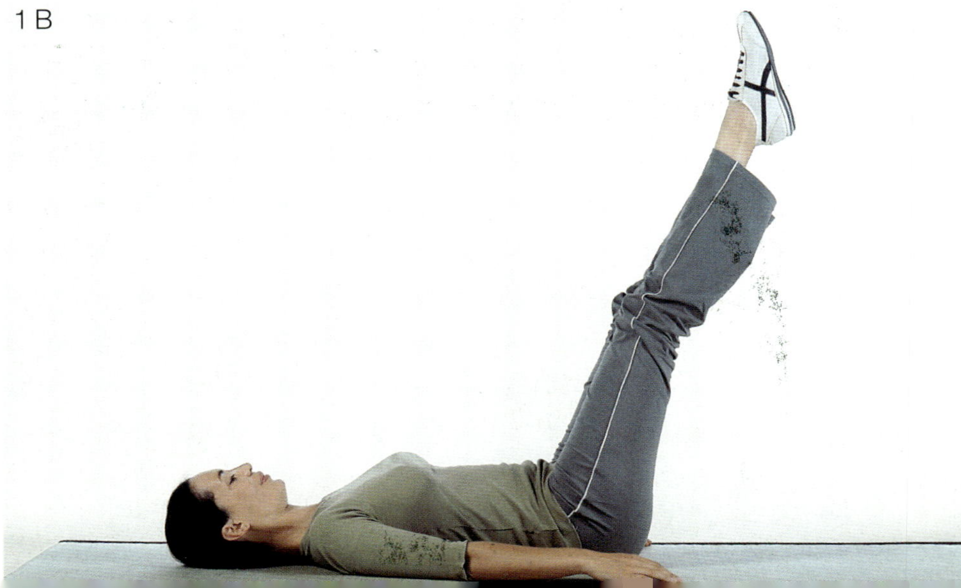

CONSEILS

TRUCS EN PLUS POUR TONIFIER LE VENTRE

Faire travailler vos abdos efficacement et discrètement dans la journée, c'est possible ! Voici quelques idées :

- Debout, rentrez le ventre et serrez les fesses en vous redressant. Comptez jusqu'à dix (en respirant bien) et relâchez.
- Assis à votre bureau, contractez les abdos et durcissez tout le ventre en respirant normalement.
- Quand vous montez les escaliers, pliez et montez chaque jambe le plus haut possible.
- Assis, mettez vos mains sur vos hanches et effectuez des rotations du buste comme pour regarder derrière vous. Faites des séries de 30 rotations.
- La danse orientale ou la danse africaine musclent et assouplissent ! Privilégiez également des sports qui font vraiment travailler le ventre de façon intensive : rameur et aviron, ski de fond, golf, arts martiaux, escalade.
- L'essentiel quand on fait des abdos, c'est de garder le ventre le plus plat possible et la colonne vertébrale (des cervicales au sacrum) la plus collée possible au sol. L'exercice est ainsi redoutablement plus efficace. En fait, le ventre ne doit jamais « gonfler » lors de l'effort.

2. Ronds vers le ciel

A. Allongé sur le dos – ce dernier étant plaqué au sol sans cambrure –, levez les jambes à la verticale en les gardant tendues.

B. Puis écartez-les et effectuez des cercles dans l'espace, dans un sens puis dans l'autre. Vous pouvez vous aider en mettant vos poings serrés sous vos fessiers.

Débutant : 2 séries de 10 cercles dans chaque sens.

Confirmé : 3 séries de 15 cercles dans chaque sens.

2 A

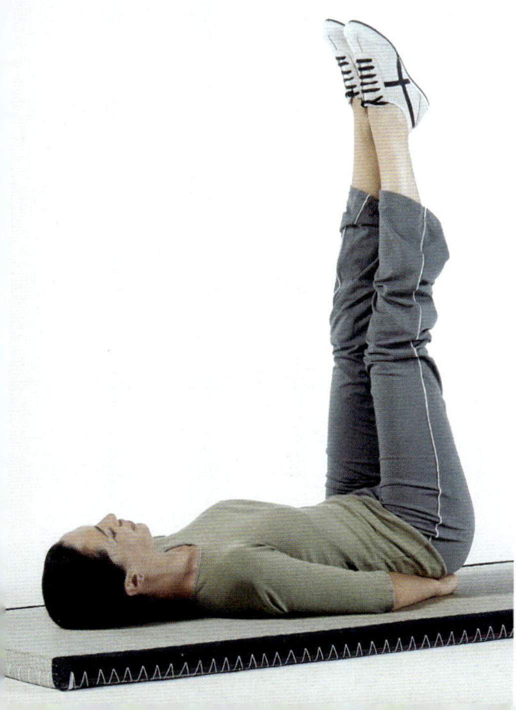

2 B

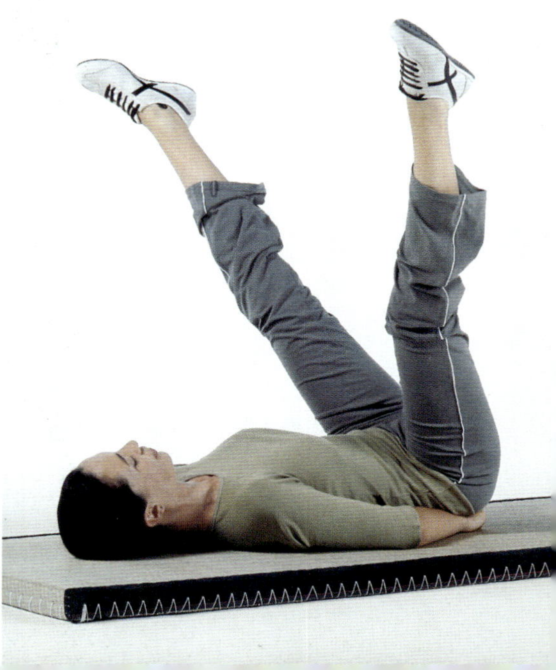

Un beau ventre, bien nourri

Ce chapitre vous concerne si :

- Vous mangez toujours en quatrième vitesse, souvent ce qui passe à portée de main.
- Vous détestez les légumes et les crudités… ou au contraire vous en mangez tout le temps, pour mincir.
- Vous vous sentez fréquemment ballonné.
- Vous avez l'impression de mal digérer les légumes.
- Votre ventre fait d'affreux borborygmes ou gargouillis.
- Vous souffrez souvent de douleurs brutales (avec éventuellement des diarrhées).
- Vous êtes un gros mangeur et accusez quelques kilos de trop… tout particulièrement au niveau du ventre.

Les bénéfices d'une bonne alimentation

Une alimentation déséquilibrée est très souvent liée à une digestion difficile indissociable de son long cortège d'ennuis au quotidien : gros ventre gonflé, gênant, parfois même douloureux... Et le ventre n'est pas seul à pâtir de nos excès alimentaires : le teint se brouille, les cheveux se ternissent... Bref, mal manger ne nous met pas en beauté !

Trop, pas assez, n'importe quoi !

« Mangez chaque jour entre cinq et dix fruits et légumes ! » Apparemment, le message, pourtant abondamment relayé par les pouvoirs publics et les médias, ne passe pas toujours très bien ou, peut-être, à l'inverse, passe-t-il parfois « trop bien », c'est-à-dire mal ! Dans la vie de tous les jours, deux profils s'opposent avec le même résultat final : une mauvaise alimentation préjudiciable à votre bien-être.

• **Profil n° 1** : vous mangez trop de graisses saturées, de viande, de sauces lourdes, de charcuterie et de fromage, mais pas assez de fruits et de légumes frais. Au final, vous manquez non seulement de vitamines, mais aussi de fibres alimentaires. Or celles-ci sont essentielles pour réguler le transit intestinal et éviter les épisodes de constipation, pour améliorer la qualité de la flore intestinale, et même pour favoriser l'effet satiétogène des repas (c'est-à-dire pour nous aider à nous sentir plus rapidement rassasiés). L'alimentation actuelle, trop industrialisée, a fortement tendance à les négliger puisque nous en consommons à peine 15 g par jour alors qu'il nous en faudrait au moins le double.

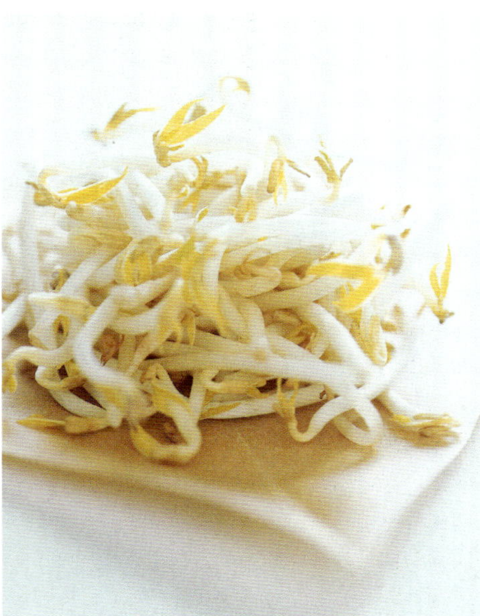

• **Profil n° 2** (qui peut parfaitement cohabiter en alternance avec le profil n° 1) : vous décidez fréquemment de « vous mettre aux légumes », ou de faire un régime pour perdre du poids. Dans ce cas, vous consommez des crudités à tous les repas. Malheureusement, cela ne vous réussit pas. Pourquoi ? Parce qu'abuser des crudités irrite le côlon, parce que certains légumes ballonnent fortement (artichaut, haricots, chou...) et que d'autres contiennent des fibres « dures » – ce qui a pour effet immédiat de faire gonfler votre abdomen et de provoquer douleurs, gargouillements, gaz, diarrhées et autres réjouissances...

La bonne alimentation au quotidien

Des fibres, oui, mais pas trop, ni n'importe quand, n'importe comment et n'importe les-

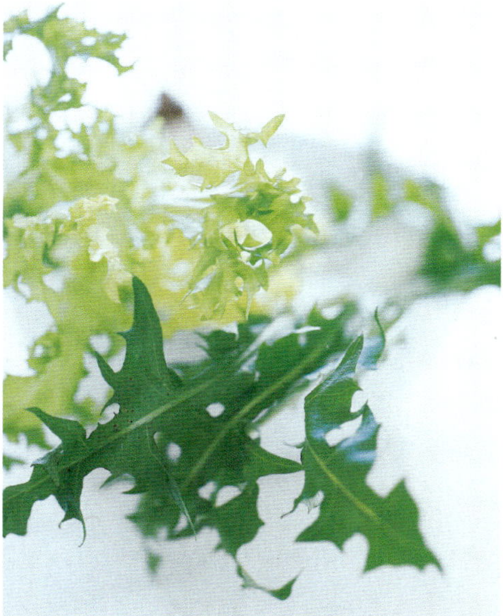

quelles ! Ne croyez pas que les légumes ballonnent nécessairement et font mal au ventre, il vous suffit de savoir les choisir et de trouver la dose qui vous convient… c'est-à-dire pas forcément la même que celle de votre collègue de bureau !

Dans l'idéal, commencez doucement avec deux portions de légumes cuits par jour et augmentez progressivement les doses, dans la limite de votre tolérance personnelle !

Si vos intestins sont manifestement fragiles et irritables, fuyez toute la partie vert foncé des légumes verts (le vert du poireau, les poivrons verts, les épinards et même les haricots verts surtout s'ils sont *al dente*) et rabattez-vous plutôt sur les courgettes (leurs fibres sont très douces), les carottes…

Évitez également les orgies de crudités (tomate et concombre sont assez irritants) : mélangez-les toujours avec une proportion équivalente de légumes cuits (betterave, maïs, haricots verts très cuits) ou avec de l'amidon (pâtes, pommes de terre, riz).

Vous pouvez aussi cuire ou râper les fruits et les légumes pour les rendre plus digestes (pommes, carottes…). Cela fait disparaître quelques fibres mais il en restera toujours assez pour être bénéfiques ! Plongez les tomates 1 mn dans de l'eau bouillante afin de les peler plus facilement, enlevez les pépins des concombres.

Pour augmenter la proportion de fibres, vous pouvez également passer au « complet » (pâtes, riz, céréales et pain), mais rien ne vous oblige à le faire systématiquement ou tous les jours ! Là encore, faites en fonction des réactions de votre organisme, écoutez ses manifestations et chouchoutez-le !

Dès que vous ressentez la moindre douleur, freinez sur les légumes pour éviter l'effet décapant sur le côlon. Des diarrhées surviennent les premiers jours ? Tant qu'elles ne sont pas douloureuses, considérez-les comme normales puisque vous venez de changer d'alimentation et que votre côlon se vidange : ce phénomène peut durer deux ou trois jours, puis tout se normalisera très rapidement.

À SAVOIR

EN CUISINE…

- Préparez vos légumes le plus simplement possible en évitant fritures et sauces : faites-les sauter rapidement dans un wok, faites de grandes soupes (c'est très simple), passez au four des tranches fines de légumes (courgettes, poivrons, aubergines) avec une pincée d'herbes… Évitez les surcuissons (attention à l'autocuiseur qu'on a souvent tendance à oublier quelques minutes de trop…).
- Misez sur l'originalité : ne vous limitez pas au trio carottes/haricots verts/épinards : découvrez ou redécouvrez le potiron, les germes de soja, le radis noir (excellent antibactérien), toutes les variétés de salades (y compris la roquette, le pourpier, la feuille de chêne…), etc.
- Limitez la corvée de « pluches » : ne lésinez pas sur le nettoyage, mais faites un épluchage minimum, et seulement s'il s'impose. Oubliez-le donc pour les courgettes, le concombre et les carottes qu'il suffit de gratter sous un filet d'eau… À moins que vous ne soyez très sensible au niveau du tube digestif.

Les principes d'une alimentation saine

Tout est question d'équilibre : protéines, lipides, glucides, vitamines et minéraux sont essentiels au bon fonctionnement de notre organisme. Mais à quoi servent-ils exactement ?

Les protéines

Elles forment la trame des tissus vivants : ce sont les briques de la maison qu'est votre organisme car elles sont l'un des constituants essentiels de nos cellules et de nos muscles. Elles entrent aussi en jeu dans la fabrication par le corps d'hormones, d'enzymes nécessaires aux différentes réactions chimiques et d'anticorps essentiels pour notre système immunitaire !

Pour la plupart des gens, manger des protéines signifie manger de la viande. Pourtant, celle-ci n'est pas indispensable et une consommation excessive n'est pas à recommander. Beaucoup d'autres aliments contiennent d'excellentes protéines en quantité remarquable : les œufs, le poisson, les laitages, et même les céréales et les légumineuses.

Les protéines se présentent sous la forme de longues chaînes, comme un collier de perles, chaque perle étant un acide aminé (on en distingue vingt différents, dont huit que l'organisme ne sait pas fabriquer et qu'il doit donc coûte que coûte obtenir grâce à l'alimentation). Selon les acides aminés qui les composent, les protéines ont différentes « valeurs » : les plus complètes (celles dont l'index protéique est le meilleur) sont les protéines d'origine animale (viande, poisson, œuf, lait et laitages, fruits de mer). Les protéines d'origine végétale sont plus incomplètes, mais elles ne doivent pas pour autant être oubliées.

Normalement, il faut consommer chaque jour 1 g de protéine pure par kilo de poids corporel. Tout régime déséquilibré en protéines conduit inexorablement à une fonte musculaire : on maigrit, mais on ne perd pas que du gras ! Il est donc essentiel, lors d'un régime, de ne pas léser l'apport en protéines : chaque journée doit comporter plusieurs sources de protéines ! D'autant que celles-ci ont également un effet satiétogène important : ce sont de véritables coupe-faim... Alors ne les oubliez pas !

Les glucides (sucres)

Ils se séparent en deux grandes familles : ceux dits « rapides » (ou simples), qui ont un véritable goût sucré, comme le sucre en poudre, la confiture, le miel, les sodas et les boissons aux fruits, et ceux dits « lents » (ou complexes), contenus dans les pâtes, le riz, les pommes de terre, le pain, les céréales et les légumineuses.

Aujourd'hui, nous consommons trop de sucres rapides qui passent immédiatement dans le sang pour être brûlés. Ils sont soit utilisés pour donner un coup de fouet, soit stockés, provoquant alors une augmentation de la sécrétion d'insuline par le pancréas, ce qui risque ensuite d'entraîner une hypoglycémie (chute du taux de sucre dans le sang qui se traduit par des malaises).

À l'inverse, nous ne mangeons plus assez de sucres lents, lesquels sont absorbés lentement par notre système digestif et fournissent de l'énergie en continu.

En clair, pas question de se priver de pommes de terre ou de pâtes parce qu'on est au régime ! Au contraire, ces aliments vous aideront à tenir le coup sans avoir de « baisse de tonus ». De plus, l'amidon contenu dans les féculents est une excellente source d'énergie et se digère facilement... On comprend pourquoi les sportifs s'organisent de grandes « pâtes-parties » !

Les lipides (graisses)

Le corps a besoin des graisses parce qu'elles sont extrêmement riches en énergie, mais aussi parce qu'elles sont des éléments constitutifs de nos cellules. Toutefois, les abus de certains types de graisses (tout particulièrement celles d'origine animale qui sont dites « saturées ») sont nocifs pour notre système cardiovasculaire qu'ils viennent alourdir.
À l'inverse, certains acides gras doivent absolument être apportés par l'alimentation. D'une façon générale, privilégiez le beurre et les corps gras crus, les huiles végétales (olive, colza, maïs, noix...). Évitez les fritures, la végétaline, le lard, les charcuteries, les pâtisseries, les chips et les frites qui apportent des graisses saturées en grande quantité.

Les vitamines

Ces substances agissent à très faible dose, mais elles sont indispensables à l'organisme car il ne sait pas les fabriquer lui-même et doit les chercher dans l'alimentation. Elles sont de diverses sortes (vitamines A, B6, B9, B12, C, D, E...), ont de multiples rôles et fonctions, et chaque aliment ou presque en contient certaines à l'état naturel. La préparation industrielle, la cuisson excessive, une attente trop longue avant consommation, une date trop précoce de cueillette ou l'épluchage peuvent réduire fortement les quantités en vitamines des produits.

Les sels minéraux

Eux aussi sont très nombreux : fer, calcium, potassium, chrome, iode, magnésium, zinc... Il faudrait un livre entier (au moins !) pour faire le tour des fonctions de chacun, qu'il s'agisse du transport de l'oxygène, de l'équilibre cellulaire, du système immunitaire, du système nerveux... Là encore, il est difficile de sélectionner les aliments en fonction de leur richesse en sels minéraux. Pour être sûr de respecter les apports recommandés, la meilleure règle est de manger suffisamment varié...

A SAVOIR

VIVE LES FRUITS ET LES LÉGUMES !

- Un régime alimentaire équilibré est indissociable d'une importante consommation de fruits et de légumes. En effet, ceux-ci ne font pas que faciliter le transit intestinal, ils apportent aussi des vitamines, ils exercent un effet coupe-faim important et permettent de renouer avec la simplicité de la cuisine (simplicité qu'elle n'aurait jamais dû perdre !).
- Bref, pour mincir, il ne suffit pas de suivre un programme à la lettre, il faut plutôt revisiter son ancienne alimentation pour en repérer les erreurs et les points faibles, réaménager ses habitudes et prendre de nouveaux repères.

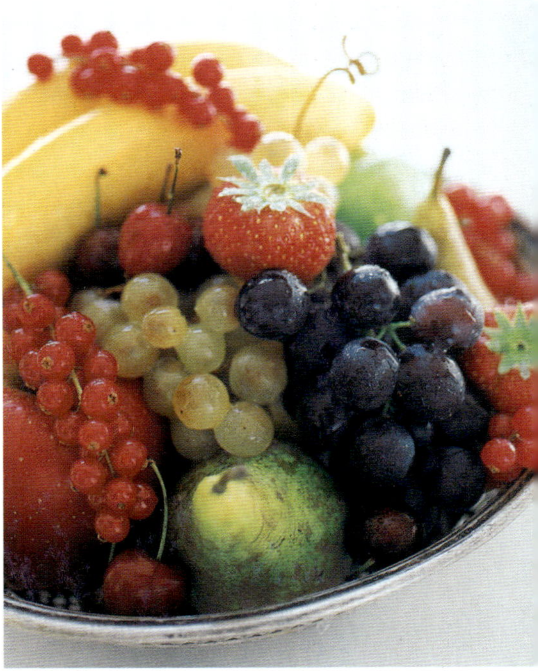

Test : Mangez-vous assez varié ?

Une alimentation trop monotone limite l'apport des nutriments (protéines, acides gras essentiels, vitamines, fibres, sels minéraux, etc.) qui sont indispensables au fonctionnement optimal de votre « moteur ». Ce test doit vous permettre de vérifier que vous mangez suffisamment varié. Pour le faire, cochez simplement les aliments que vous avez consommés tout au long de cette semaine. Si vous avez des difficultés, écrivez à partir d'aujourd'hui, pendant une semaine, tout ce que vous mangez, et faites le test dans 8 jours !

- ☐ Pains (de toutes sortes)
- ☐ Biscottes
- ☐ Riz
- ☐ Pâtes
- ☐ Semoule de blé
- ☐ Pommes de terre
- ☐ Céréales de petit déjeuner
- ☐ Quinoa
- ☐ Lentilles
- ☐ Haricots secs
- ☐ Abricot
- ☐ Ananas
- ☐ Melon
- ☐ Pêche
- ☐ Agrumes
- ☐ Kiwi
- ☐ Banane
- ☐ Cerise
- ☐ Prune
- ☐ Raisin
- ☐ Fruits exotiques
- ☐ Fruits rouges (fraise, framboise…)
- ☐ Fruits secs
- ☐ Pomme
- ☐ Poire
- ☐ Oléagineux (noix, cacahuètes…)
- ☐ Asperge
- ☐ Artichaut
- ☐ Poireau
- ☐ Céleri
- ☐ Fenouil
- ☐ Chou
- ☐ Tomate
- ☐ Carotte
- ☐ Petits pois
- ☐ Haricots verts
- ☐ Concombre
- ☐ Épinards
- ☐ Blettes
- ☐ Courgette
- ☐ Salade verte
- ☐ Champignons
- ☐ Poivron
- ☐ Soja
- ☐ Huiles végétales
- ☐ Margarine
- ☐ Beurre
- ☐ Lait
- ☐ Yaourt
- ☐ Fromage
- ☐ Œuf
- ☐ Crustacés
- ☐ Poissons gras (thon, saumon…)
- ☐ Poissons maigres (colin, limande…)
- ☐ Agneau
- ☐ Bœuf
- ☐ Porc
- ☐ Veau
- ☐ Volaille
- ☐ Lapin
- ☐ Charcuterie

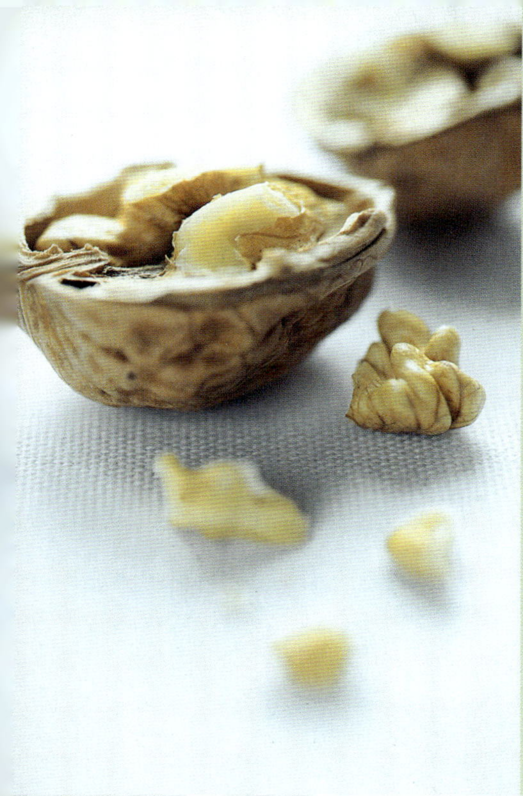

VOS RÉSULTATS

• Plus de 30 cases cochées : bravo, votre alimentation est parfaitement diversifiée ! Vous nourrissez avec soin votre corps.

• Entre 20 et 30 cases cochées : la variété de votre alimentation est correcte, mais vous pourriez faire mieux... Et si vous ouvriez votre univers culinaire ?

• Moins de 20 cases cochées : votre alimentation est trop monotone… Cela la rend triste et, en outre, il peut vous manquer certaines vitamines ou minéraux. Faites un effort pour vous diversifier !

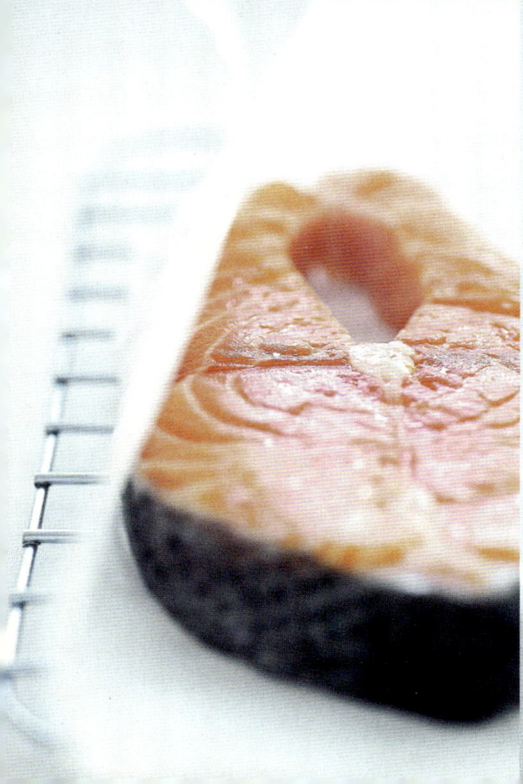

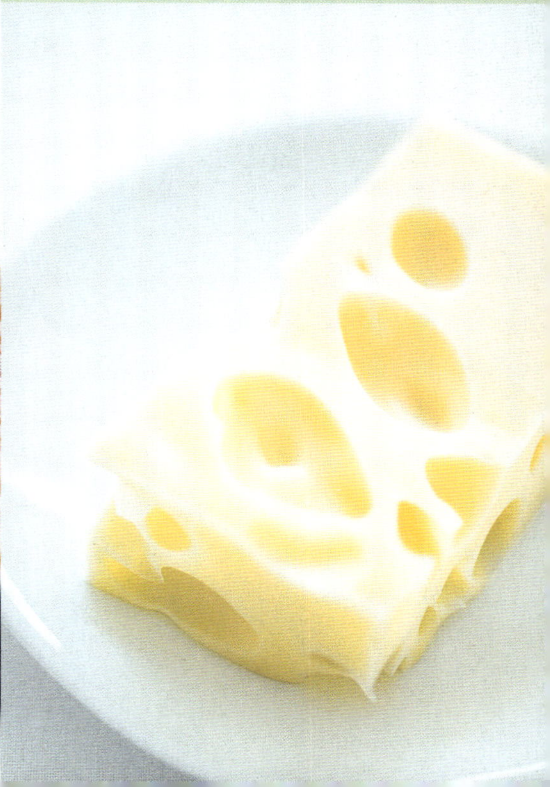

Une cure « détox » pour repartir du bon pied

Si vous vous sentez lourd, gonflé, si vous avez abusé des bonnes choses (y compris du café, de l'alcool, du tabac, des sucres et des graisses), que vous avez pris du poids… Ou si, tout simplement, vous avez envie de repartir du bon pied, de nettoyer votre organisme, optez pour une cure de détoxication.

Miser sur les bons aliments

Pour votre cure détox, il vous faut miser sur les aliments qui stimulent l'élimination des toxines accumulées dans le corps par le biais du foie. C'est cet organe qui effectue la plus grande partie du travail, grâce à un système enzymatique performant qui rend les toxines solubles dans l'eau pour qu'elles soient plus faciles à éliminer, mais qui peut, de temps à autre, se trouver débordé devant l'ampleur de la tâche ! Il vous faut choisir des aliments qui stimulent la sécrétion de ces enzymes et améliorent le processus de détoxication en se liant aux toxines et en en débarrassant l'organisme. Il faudra en outre miser sur des aliments riches en antioxydants qui permettent à l'organisme de lutter efficacement contre les agressions extérieures et contre le vieillissement. Leur richesse en eau favorise le transit et leurs fibres jouent un rôle de coupe-faim.

Combien de temps doit durer la cure ?

Dans l'idéal, une dizaine de jours… mais vous pouvez aussi la suivre pendant un week-end ou une petite semaine, et la répéter aussi souvent que vous en ressentirez le besoin et que vous en constaterez les effets bénéfiques !

Comment procéder ?

- Le matin, à jeun, buvez un grand verre d'eau pour réhydrater votre organisme.
- Buvez dans la journée au moins un litre et demi d'eau pour aider vos reins à effectuer correctement leur travail de drainage et d'élimination. Pour être certain d'y parvenir, vous pouvez chaque matin commencer une nouvelle bouteille d'eau minérale (changez régulièrement de marque) que vous devrez finir dans la journée. Vous pouvez également boire un grand verre d'eau toutes les heures pour atteindre huit verres au total dans la journée. Vous n'aimez pas l'eau ? Parfumez-la ou choisissez des eaux aromatisées (avec des arômes naturels et pas de sucre).
- Pensez aussi à boire des tisanes de plantes drainantes, dépuratives, calmantes, digestives ou énergisantes, ainsi que du thé vert (riche en antioxydants et en fluor).

Votre programme sur 10 jours

1er jour

C'est une journée de préparation à la cure. Supprimez toutes les matières grasses : les huiles frites, les crèmes, les sauces, le beurre, le fromage. Rayez également de vos menus la viande, les charcuteries et les produits laitiers.

2e et 3e jours

Faites une monodiète en choisissant un fruit frais que vous consommerez tout au long de la journée à l'exclusion de tout autre aliment. Vous pouvez consommer ce fruit sous toutes ses formes : tel quel, en jus, en compote… Privilégiez les fruits les plus diurétiques comme la pomme, le raisin, l'ananas, la pastèque ou la goyave. Vous pouvez choisir un fruit différent le premier et le deuxième jours.

4e, 5e et 6e jours

Continuez à manger des fruits frais en abondance. Vous pouvez progressivement réintroduire les légumes dans votre alimentation. Privilégiez ceux qui sont riches en fibres comme le chou, le fenouil, la courgette, le poireau, l'asperge, l'endive, le céleri, l'artichaut. Ces légumes facilitent le transit et favorisent l'élimination des toxines.
Cuisinez-les sans matières grasses, à la vapeur ou en papillote. Pour leur donner du goût, pensez à utiliser des herbes aromatiques et ajoutez un filet de jus de citron ou d'orange ; cela donne du goût sans faire grossir !

7e et 8e jours

Vous pouvez désormais réintroduire, toujours progressivement, les féculents, le pain et les céréales complètes.

9e et 10e jours

Réintroduisez tous les autres aliments mais de manière progressive : viandes blanches et maigres, poisson, œufs, laitages natures…

Après la cure

Veillez à conserver une alimentation légère et variée, à base de fruits, de légumes, de viande maigre et de poisson, pour prolonger les effets bénéfiques de cette cure.

Une cure express d'une journée

Parfaite pour compenser un week-end d'abus, ou simplement se faire du bien très vite, la cure d'une journée est facile à suivre et très peu contraignante.
Vous pouvez la répéter une journée par semaine si vous le souhaitez ! De surcroît, elle demande fort peu de temps puisqu'il vous suffit de préparer une soupe que vous consommerez pendant toute cette journée !

La recette de la soupe « détox »

Coupez finement un chou vert, trois poireaux, quatre tomates, deux aubergines, trois branches de céleri, un bulbe de fenouil, deux poivrons rouges ou verts, trois gros oignons et trois gousses d'ail. Plongez les légumes dans trois litres d'eau et ajoutez une branche de thym et trois feuilles de laurier. Ne salez pas. Laissez cuire une à deux heures à feu doux. Ne mixez pas pour que les légumes conservent toutes leurs fibres. Consommez cette soupe tout au long de la journée, pas forcément aux heures des repas mais dès que vous en ressentez l'envie ou que vous avez faim. Ajoutez des fruits à volonté. Buvez abondamment. Le lendemain, au réveil, vous serez en pleine forme !

À SAVOIR

QUELQUES ENNEMIS DE VOTRE VENTRE…

- Le pain chaud, la pâte feuilletée…

L'amidon du pain frais et les levures fermentent dans le tube digestif et notamment dans le côlon, d'où des lourdeurs, des ballonnements et donc des gaz…

- Tout ce qui fermente beaucoup est à éviter (même chose pour les fromages à pâte fermentée comme les bleus, le roquefort, le munster…)
- Les boissons gazeuses
- Les graisses

Le beurre est bien toléré s'il est cru. En revanche, s'il subit un chauffage prolongé, il se dégrade en faisant apparaître des peroxydases et de l'acroléine, produits irritants pour la muqueuse digestive.

La cure détox fait-elle aussi mincir ?

La réponse est « oui » ! Vous devriez normalement voir la balance pencher du bon côté et perdre en douceur entre 3 et 5 kg, ce qui est important. Au bout de dix jours, vous serez plus léger, délesté non seulement de vos graisses superflues, mais aussi de tout ce qui encrassait votre organisme et l'empêchait de fonctionner à haut rendement.

Pourquoi ça marche ?

Votre corps va devoir mobiliser ses réserves pour trouver suffisamment d'énergie pour travailler, ce qui va faire disparaître vos tissus adipeux (c'est-à-dire vos petits bourrelets !). Toutefois, comme vous consommez de grandes quantités de fruits et de légumes, vous recevez suffisamment de nutriments pour que votre organisme ne soit pas mis en souffrance. Vous n'aurez pas faim non plus car les fibres que vous consommez en abondance ont un effet coupe-faim important.

En outre, la teneur des fruits et légumes en vitamines antioxydantes et en chrome, cobalt, zinc et manganèse est connue pour agir sur la régulation du sucre et des graisses et sur la rétention d'eau ; leurs vertus diurétiques accélèrent le processus de détoxication.

Vos menus minceur « post-cure »

Votre cure vous a fait le plus grand bien et ses effets sont importants en profondeur, alors prolongez ses bienfaits ! Ce serait dommage de repartir immédiatement vers de mauvaises habitudes alimentaires.

Voici quelques idées de menus pour continuer sur votre lancée et stabiliser votre poids. Cette période de transition doit durer au moins une semaine, mais vous pouvez la prolonger aussi longtemps que vous le souhaitez car elle ne vous sera que bénéfique.

- Évitez les viandes grasses, privilégiez les viandes maigres, le poisson et les crustacés.
- Consommez au minimum cinq portions de fruits et de légumes par jour… et si vous pouvez, doublez la dose ! On sait aujourd'hui qu'au moins la moitié de nos rations alimentaires devrait être composée de végétaux… Donc ne vous privez pas ! D'autant plus que votre corps se sera adapté à des doses importantes.
- Évitez les laitages et les fromages : remplacez-les par des produits au lait de soja.
- Fuyez le pain blanc et préférez-le complet. Même chose pour les pâtes, le riz…
- Ne lésinez pas sur le petit déjeuner, repas « de roi » comme on dit !

Ce que vous devez consommer chaque jour

Un vrai petit déjeuner complet, un repas léger (déjeuner ou dîner, à votre guise), un repas plus complet et consistant avec viande (poisson) et sucres lents (au déjeuner ou au dîner), et une petite collation.

Petit déjeuner

Un grand verre de jus de fruits fraîchement pressés

Un fruit frais ou une tasse de salade de fruits maison, sans sucre

Une tasse de thé vert

Un petit bol de céréales non sucrées et complètes, avec du lait de soja ou du lait d'amande

Déjeuner (vous pouvez inverser avec le dîner)
Une salade de crudités variées (avec une sauce faite avec le jus d'une demi-orange et une cuillère à soupe de bonne huile d'olive)
Une tranche de pain complet
Un fruit frais

Collation
Un verre de jus de fruits frais ou un fruit

Dîner (vous pouvez inverser avec le déjeuner)
Un grand bol de soupe détox ou une assiette de crudités
Une portion de viande maigre ou de poisson (viandes rouges et œufs seulement deux fois par semaine)
Une petite assiette de pâtes, riz, légumineuses
Une portion équivalente de légumes cuits
Un fruit
Les proportions de viande ou poisson, sucres lents et légumes sont équivalentes (un tiers de chaque).
Si vous avez faim, augmentez la ration de légumes.

Notre conseil : il vous arrivera (forcément) de craquer parce que vous serez invité, tenté par tel ou tel aliment, ou parce que vous serez de mauvaise humeur ce jour-là... Enfin, pour toutes les raisons possibles et imaginables ! Ne culpabilisez pas, mais reprenez votre programme aussi vite que possible. Et sachez que votre corps ne comptabilisera pas ce petit écart tant qu'il restera isolé et que vous ne multiplierez pas les excès.

QUELQUES MENUS DÉTOX « POSTCURE »

ENTRÉE	PLAT	DESSERT
Carottes râpées	Thon grillé, fenouil sauté, pommes de terre vapeur	Pamplemousse
Céleri à la croque au sel	Brochette de poulet, purée d'aubergines, lentilles à l'indienne	Abricots
Salade de tomates	Tournedos, haricots verts et haricots beurre, pâtes	Kiwi
Asperges	Brochette de gambas, champignons sautés, riz complet	Melon
Radis	Filet de saumon, épinards, pommes de terre vapeur	Fraises
Salade verte	Omelette, poivrons et tomates confits, boulgour	Pêche
Chou rouge	Lapin grillé, tian de courgettes, polenta	Ananas
Salade de concombre	Gigot d'agneau, haricots verts, flageolets	Pomme
Salade de champignons crus	Filet de cabillaud, potiron rôti, quinoa	Raisin
Salade de germes de soja	Steak d'espadon, blettes, semoule	Orange
Endives en salade	Bar grillé, fondue de poireaux, fèves	Banane
Avocat	Rougets en papillotes, compote de tomates et d'oignons, pois chiches	Poire

Les bons réflexes « ventre plat »

Une mauvaise alimentation a souvent pour conséquence de faire prendre du poids… Et les rondeurs ainsi acquises vont rarement se placer là où on le souhaiterait ! Faciles à gagner, elles deviennent, avec l'âge, de plus en plus résistantes et dures à déloger. Pour en venir à bout définitivement, nous ne vous conseillerons pas le dernier régime à la mode ou la plante miracle, mais plutôt un vrai changement d'alimentation.

On ne mange que lorsqu'on a faim !

Pas besoin de se forcer : si vous n'avez pas d'appétit, c'est sans doute que vous avez trop mangé lors du repas précédent ! Attendez donc que la faim revienne au lieu de vous remplir « par avance » alors que votre corps ne le réclame pas encore !

En revanche, attention, on ne grignote pas : chaque repas doit être un véritable repas, pris assis, dans de bonnes conditions (pas un chausson aux pommes englouti debout dans la rue ou dans le bus).

On ne regarde pas la télévision, on ne lit pas de livre en mangeant, on mastique tranquillement, on profite des saveurs de chaque bouchée en prêtant une grande attention à ce qu'on est en train d'avaler.

On mise sur la plus grande variété possible

Pour que l'alimentation soit équilibrée, un seul mot d'ordre : elle doit être variée ! On n'avale pas des pâtes trois jours de suite !

Composez chaque repas en fonction des précédents pour mieux alterner féculents et légumes, viandes et poissons, fruits crus et cuits, laitages… Si vous oubliez vite, notez tout sur un carnet.

Et si vous avez l'impression de toujours cuisiner la même chose, offrez-vous des livres de cuisine simple et pratique pour tous les jours. Demandez à vos amis ce qu'ils préparent, inspirez-vous de leurs idées... Bref, lancez-vous !

On élimine le gras superflu

Extrêmement riches en calories, les graisses sont présentes partout… et celles qui se cachent sournoisement sont rarement celles qui sont les meilleures pour la santé ! Ainsi, il est important de consommer régulièrement des huiles végétales (olive, colza, tournesol…), mais vous avez à l'inverse tout intérêt à limiter les acides gras dits « saturés » qui font le lit des maladies cardiovasculaires (170 000 décès chaque année) et qui sont contenus dans les graisses d'origine animale. Prudence donc, non seulement avec le beurre et la crème fraîche, mais aussi avec tous les produits qui en contiennent : viandes, fromages, charcuteries, pâtisseries à base de beurre… Et quand vous achetez un plat tout préparé, surveillez son taux de matières grasses, qui ne doit pas dépasser 7 g pour 100 g de produit préparé.

On choisit des aliments « à haute densité nutritionnelle »

L'un des problèmes de notre alimentation « moderne », c'est que bon nombre des plats que nous engloutissons ne nous apportent que peu d'éléments essentiels au fonctionnement optimal de notre organisme : ainsi, nous mangeons trop « riche » et trop lourd, mais pas assez « concentré » en nutriments, donc trop « pauvre » ! En effet, pour avoir un véritable intérêt nutritionnel, un aliment ne doit pas apporter que des calories sous forme de sucres, de graisses ou de protéines, mais aussi des vitamines, des sels minéraux, des oligoéléments… Et même sans être diététicien, vous vous doutez qu'une barre chocolatée, un croissant ou un menu hamburger/frites/soda présentent bien moins d'intérêt qu'un kiwi, une quiche aux légumes avec une salade verte, un potage maison, ou un yaourt avec du müesli et des fruits secs ! Alors apprenez à faire les bons choix, chez vous ou à l'extérieur ! Ce n'est pas si difficile…

On zappe le « tout prêt » et on se remet aux fourneaux

On n'a pas encore inventé mieux pour contrôler ce qu'on a dans son assiette que de faire ses courses et tout préparer soi-même. Pas assez de temps ? L'argument est irrecevable : il ne faut pas plus de temps pour éplucher une tomate, allonger un filet de poisson surgelé dans une papillote et faire cuire deux pommes de terre à l'eau que pour réchauffer un croque-monsieur « traiteur » tout préparé dans le four… et le résultat est plus sain, plus savoureux, et bien plus léger ! Apprenez à vous organiser (par exemple, en préparant de grosses quantités pour plusieurs jours ou que vous congèlerez pour plus tard), à cuisiner simplement (pas de « chichis », mais des produits les moins transformés possible), à utiliser les surgelés (mais surtout les produits surgelés non préparés : les légumes prêts à consommer sans matières grasses ni sel, les viandes et les poissons, et même les fruits…).

On ne s'interdit plus rien

Rien de pire que la frustration alimentaire, la sensation d'être au régime 365 jours par an, ou d'en avoir encore pour deux mois à se serrer la ceinture et s'interdire tout plaisir de la table… Cela réveille les envies de macarons et de rillettes ! Procédez autrement en ne vous interdisant plus rien, en vous faisant plaisir, tout en étant raisonnable : si vous savez que vous pourrez remanger du chocolat demain, vous n'avez plus besoin de finir la tablette aujourd'hui !

CONSEILS

5 TRUCS POUR VOUS AIDER…

- 1. Se souvenir que l'équilibre alimentaire ne se fait pas sur un repas, ni même sur une journée, mais sur une semaine. On abuse un jour ? On rattrape le lendemain en faisant attention…
- 2. On ne saute pas de repas, sinon le corps se venge et, au repas suivant, fait du stock en prévision d'un nouvel épisode de « disette » ! Résultat, plus on « zappe », plus on grossit…
- 3. Privilégiez les modes de cuisson légers : vapeur, papillote, grillade sont plus recommandés (et moins difficiles à digérer) que les sauces lourdes, les fritures…
- 4. Assainissez vos placards : plus vous stockerez de chips, de gâteaux apéritif, de barres chocolatées ou de bonbons, plus vous augmenterez le risque d'avaler n'importe quoi en cas de petite faim.
- 5. Faites vos courses le ventre plein… Cela vous évitera de craquer sur tout et n'importe quoi et de remplir votre Caddie d'aliments sucrés ou gras que la faim rend incroyablement appétissants…

Quand vous vous régalez ainsi, faites attention à vos sensations alimentaires et, surtout, arrêtez de manger dès que vous sentez que vos sensations sont maximales et qu'une bouchée supplémentaire n'ajouterait rien à votre réel plaisir. Cela demande de vous concentrer, mais c'est très efficace ! Et vous serez surpris du nombre de fois où vous ne finirez pas votre assiette, ce qui n'est ab-so-lu-ment pas grave, même si on vous a prétendu le contraire durant toute votre enfance ! Vous serez ainsi moins frustré tout en restant bien plus raisonnable que vous ne pourriez le penser. Et c'est tout bénéfice parce que la principale cause des échecs des régimes répétés reste indéniablement la frustration.

Quelques jours de régime « beau ventre »

Riche en fibres « douces » non irritantes, ce régime va vous faire mincir sans souffrir, vous aider à faire dégonfler rapidement votre ventre et à stopper vos troubles digestifs habituels. Au menu : des protéines pour préserver vos muscles, des légumes verts et des fruits facilement tolérés – même par les intestins fragiles –, des féculents pour l'énergie et la satiété, un peu de matières grasses pour la peau et des vitamines B…

Vos trois repas types

Au petit déjeuner

Une boisson chaude sans sucre + 25 g de pain blanc (soit 1/10e de baguette)

OU

3 biscottes + 5 g (équivalent d'une cuillère à café) de beurre, de margarine ou de confiture

OU

3 gâteaux secs + une tasse de lait 1/2 écrémé ou un yaourt nature, ou 100 g de fromage blanc (20 % MG)

OU

2 petits-suisses (20 % MG) + une compote de fruits maison (à la pomme, à la poire, à la pêche ou à la banane) sans sucre ajouté.

Au déjeuner

100 g de poisson blanc ou de viande maigre ou de volaille dégraissée
+ 100 g de légumes cuits
+ 100 g de féculents cuits (pommes de terre, lentilles, riz, pâtes, maïs, blé, quinoa…) ou 50 g de pain (un petit pain individuel ou 1/5e de baguette)
+ un laitage nature (comme le matin)
+ un fruit cru ou cuit (poché ou en compote).
• Pour l'assaisonnement, 1 cuillère à soupe d'huile au maximum.

Au dîner

Un potage fait maison ou 100 g de légumes cuits (courgettes, aubergines, carottes, salade, haricots verts, épinards, champignons, tomates pelées, poireaux, navets, blettes, germes de soja, potiron, céleri, endives…)
+ 100 g de poisson blanc ou de jambon maigre, ou un œuf, ou 40 g de fromage
+ 100 g de féculents (pommes de terre, lentilles, riz) ou 50 g de pain (un petit pain individuel ou 1/5e de baguette)
+ un fruit cru ou cuit (poché ou en compote).
• Pour l'assaisonnement, 1 cuillère à café d'huile.

À SAVOIR

LE COUP DE POUCE DE L'HOMÉOPATHE

Les douleurs chroniques du ventre peuvent être soulagées par l'homéopathie.

• Contre les douleurs : *Magnesia phosphorica, Colocynthis, Cuprum* et *Dioscorea villosa* (en 4 à 7 CH, 5 granules deux fois par jour) luttent contre les spasmes de ceux dont le côlon est fragile et facilement irrité.

• Contre la constipation chronique : *Bryonia, Alumina, Plumbum* et *Platina* (en 4 à 7 CH, 5 granules deux fois par jour).

• Contre les ballonnements (sans douleurs) : *Carbo vegetalis, China, Calcarea carbonica* et *Kali carbonicum* pour absorber les gaz qui distendent le côlon (en 4 à 7 CH, 5 granules deux fois par jour).

Augmentez votre ration de fruits et légumes

• Ajoutez un fruit coupé en morceaux dans votre yaourt du matin.
• Passez de la pizza 4 fromages à la pizza 4 saisons, pleine de légumes !
• Des pâtes, oui, mais encore et toujours aux légumes : courgettes ou champignons sautés, tomates fraîches et aubergines, haricots blancs (comme en Italie), petits bouquets de brocolis...
• Préparez des salades de fruits : c'est encore le meilleur moyen d'en manger alors que, souvent, les fruits vieillissent dans le compotier...
• Commencez chaque déjeuner par un légume froid (cru ou cuit) et chaque dîner par une petite soupe maison (préparez-en pour plusieurs jours). Et finissez par un fruit cru ou cuit. Systématisez la salade verte, gaie et facile à manger.
• Prenez le réflexe de rajouter des légumes dans tous vos plats : des épinards dans le hachis Parmentier, des champignons et des oignons dans le riz, beaucoup de persil et de menthe dans le taboulé, du chou-fleur ou des carottes dans la purée, des courgettes dans l'omelette... les idées sont nombreuses !
• Faites le marché : c'est le meilleur moyen pour se donner envie de manger des fruits et des légumes ! Autre idée : s'offrir ou se faire offrir un livre de cuisine qui fait la part belle aux légumes... Une mine d'idées gourmandes !
• Quand vous avez un creux, au lieu d'une barre de céréales ou d'une viennoiserie, mangez des fruits secs : abricots, pruneaux, mais aussi amandes, noix et noisettes...
• Choisissez des fruits et des légumes de saison : ils seront meilleurs pour la santé mais aussi au goût, et moins chers !
• Dès que vous en avez l'occasion, choisissez des produits « bio », bien meilleurs pour votre santé.

CONSEILS

RÉÉQUILIBRER SON VENTRE EN DOUCEUR...

Si, ces derniers temps, votre ventre a souffert (alternance de diarrhées et d'épisodes de constipation, douleurs, etc.), vous avez tout intérêt à recomposer votre flore intestinale grâce à des probiotiques. Ces bactéries bénéfiques (qui sont en fait des ferments lactiques) sont des hôtes naturels de notre côlon et améliorent tout en douceur l'équilibre de la flore intestinale microbienne. On les trouve dans les produits laitiers au bifidus mais aussi en grande quantité dans certaines poudres « ventre plat ». Une cure (d'une ou deux semaines) devrait vous faire le plus grand bien et, en quelque sorte, remettre votre tube digestif à neuf !

Notre conseil : le pain de son est souvent difficile à digérer et provoque des ballonnements. Si vous êtes très sensible, préférez la baguette. Et sachez que le pain grillé est beaucoup plus digeste !

Des cocktails bons pour le ventre

Les vertus des fruits ne sont plus à démontrer. Riches en vitamines, sels minéraux et oligoéléments, ils participent à l'épuration et à la désintoxication de notre corps. Excellents pour la santé, les cocktails que nous vous proposons sont particulièrement bénéfiques pour combler les carences et stimuler certaines fonctions organiques malmenées par une vie souvent des plus stressantes. Une manière simple et saine de nourrir son ventre au quotidien.

Cocktail orange - papaye - ananas

Préparation

Mixez le contenu d'une demi-papaye bien mûre avec un quart d'ananas frais (vous pouvez aussi préparer ce jus à la centrifugeuse). Dans un shaker, ajoutez le jus recueilli à celui d'une orange pressée et un peu de glace pilée. Agitez bien et servez frais.

Avantages pour la santé

Un jus tropical savoureux plein de vitamine C, de sels minéraux et d'oligoéléments. Il est tonique, dépuratif ; on le dit aussi stomachique et diurétique.

Cocktail carotte - pêche - citron

Préparation

Passez à la centrifugeuse quatre carottes et une pêche dénoyautée, le tout coupé en morceaux. Agitez dans un shaker le jus obtenu avec celui d'un citron pressé et un peu de glace pilée.

Avantages pour la santé

Ce jus savoureux, diurétique, stomachique et riche en bêta-carotène régularise le transit intestinal et a des propriétés régénératrices qui sont surtout bénéfiques pour le sang, le foie et la vessie.

Il est aussi indiqué pour améliorer la qualité de la peau et du teint.

Cocktail pêche - ananas

Préparation

Mixez deux belles pêches dénoyautées avec trois ou quatre tranches d'ananas frais, jusqu'à l'obtention d'un mélange onctueux et homogène. Vous pouvez ajouter à la préparation une petite poignée d'airelles. Agitez le jus obtenu dans un shaker avec de la glace pilée. Servez très frais.

Avantages pour la santé

Ce jus très digeste, diurétique, stomachique et légèrement laxatif augmenterait la résistance de l'organisme aux infections et à la fatigue.

Cocktail prune - raisin

Préparation

Avec votre centrifugeuse, préparez 40 ml de jus de raisin blanc. Dans un shaker, ajoutez-le à 60 ml de jus de prune et une cuillerée à soupe de citron pressé avec un peu de glace pilée. Agitez bien avant de servir. Vous pouvez trouver ces ingrédients prêts à l'emploi dans le commerce, mais le cocktail sera meilleur si vous le faites avec des jus de fruits frais.

Avantages pour la santé

Ce cocktail tonique et dépuratif effectue un drainage des toxines de l'organisme, il est également cholagogue, légèrement laxatif et recommandé pour les personnes qui souffrent de constipation et de troubles digestifs.

ORANGE – PAPAYE – ANANAS

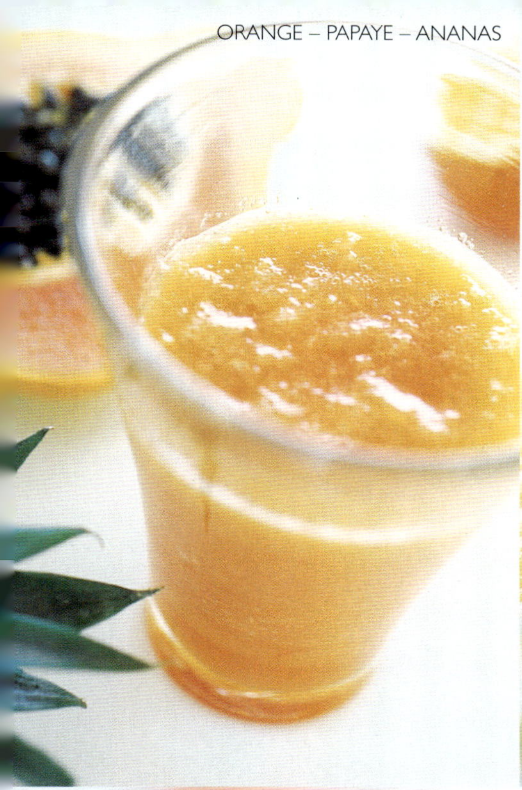

PÊCHE – ANANAS

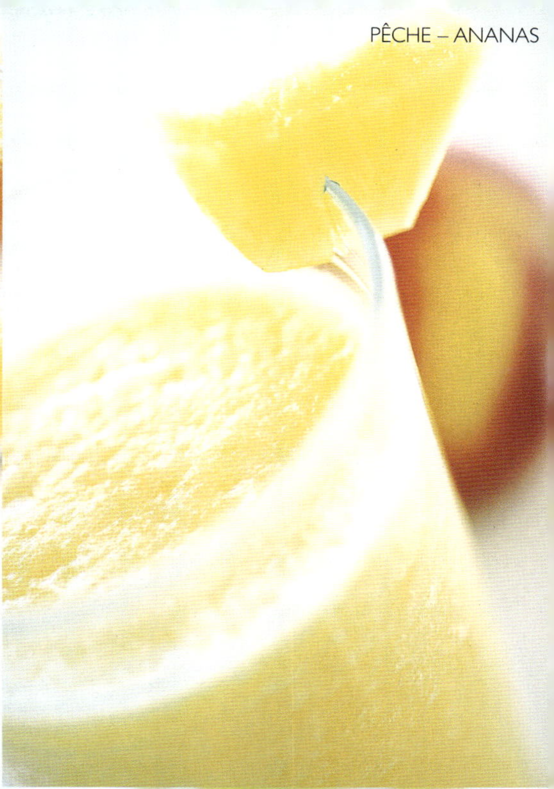

CAROTTE – PÊCHE – CITRON

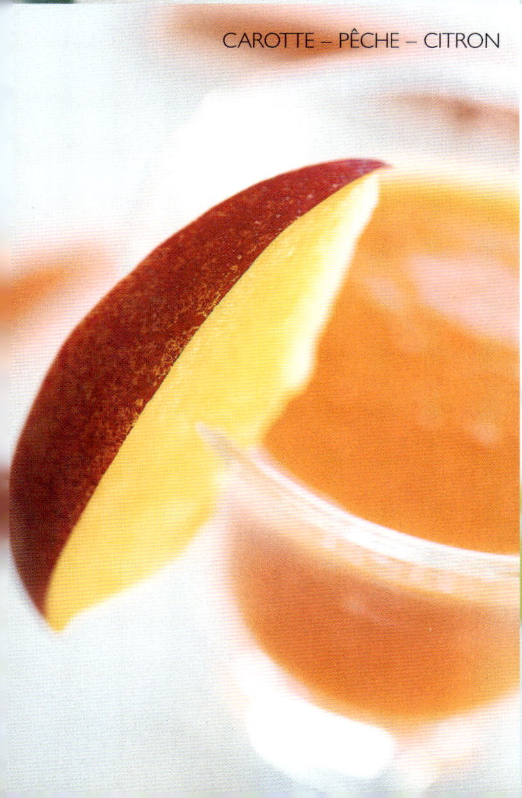

PRUNE – RAISIN

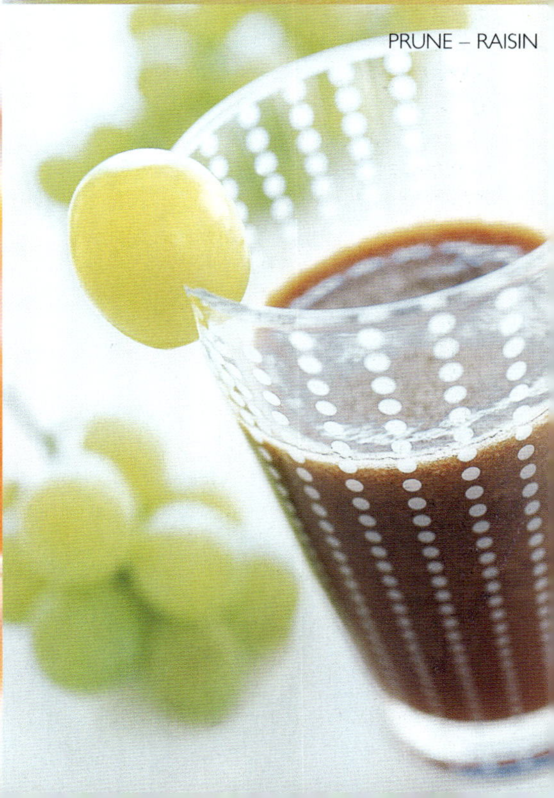

Le top ten des aliments détox

Les dix aliments de ce « hit-parade » contiennent des nutriments différents et polyvalents qui en font des aliments clés pour aider votre organisme à se purifier tout en douceur et naturellement.

L'artichaut

Ce qu'il apporte : il accroît la production de bile, dont l'une des fonctions est le transport de toxines vers les intestins où elles sont excrétées. Des études ont démontré que trente minutes après avoir été consommé, l'artichaut pouvait augmenter la sécrétion biliaire de 127 %. Il apporte aussi des antioxydants.

La betterave

Ce qu'elle apporte : utilisée par les Romains pour purifier le sang, elle contient des substances capables d'absorber certains métaux toxiques. D'ailleurs, à Leadville, un site minier extrêmement pollué du Colorado (États-Unis), la betterave est, comme la carotte et la banane, utilisée pour filtrer jusqu'à 70 % des polluants contenus dans l'eau. Elle contient également de la méthionine, un acide aminé qui participe à l'élimination des déchets naturels, et de la bétanine qui accélère la dégradation des acides gras dans le foie. Moins sollicité, le foie est alors plus efficace pour combattre d'autres toxines nocives.

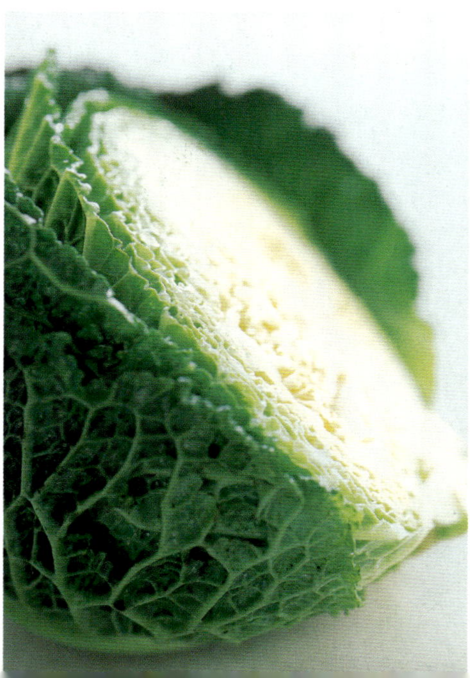

Les choux

Ce qu'ils apportent : qu'il s'agisse du chou vert, frisé, de Bruxelles, rouge, du chou-fleur ou même d'épinards, tous présentent de puissantes vertus en matière de détox puisqu'ils neutralisent certaines toxines, ainsi que les nitrosamines, substances nocives produites par la fumée de cigarette. Ils contiennent des glucosinolates qui stimulent en outre la production d'enzymes vitaux dans le foie.

L'ail

Ce qu'il apporte : il contient de l'allicine, substance qui se forme lorsque l'on écrase une gousse d'ail et qui est transformée en composé à base de soufre lorsqu'elle pénètre dans l'organisme. Des toxines comme le mercure, certains additifs alimentaires et des œstrogènes de synthèse se lient au soufre, permettant d'éliminer l'ensemble.

Les algues

Ce qu'elles apportent : elles contiennent des sels minéraux en très grande quantité. Ce sont de vraies petites « bombes » d'iode, de fer, de calcium, de magnésium, etc....

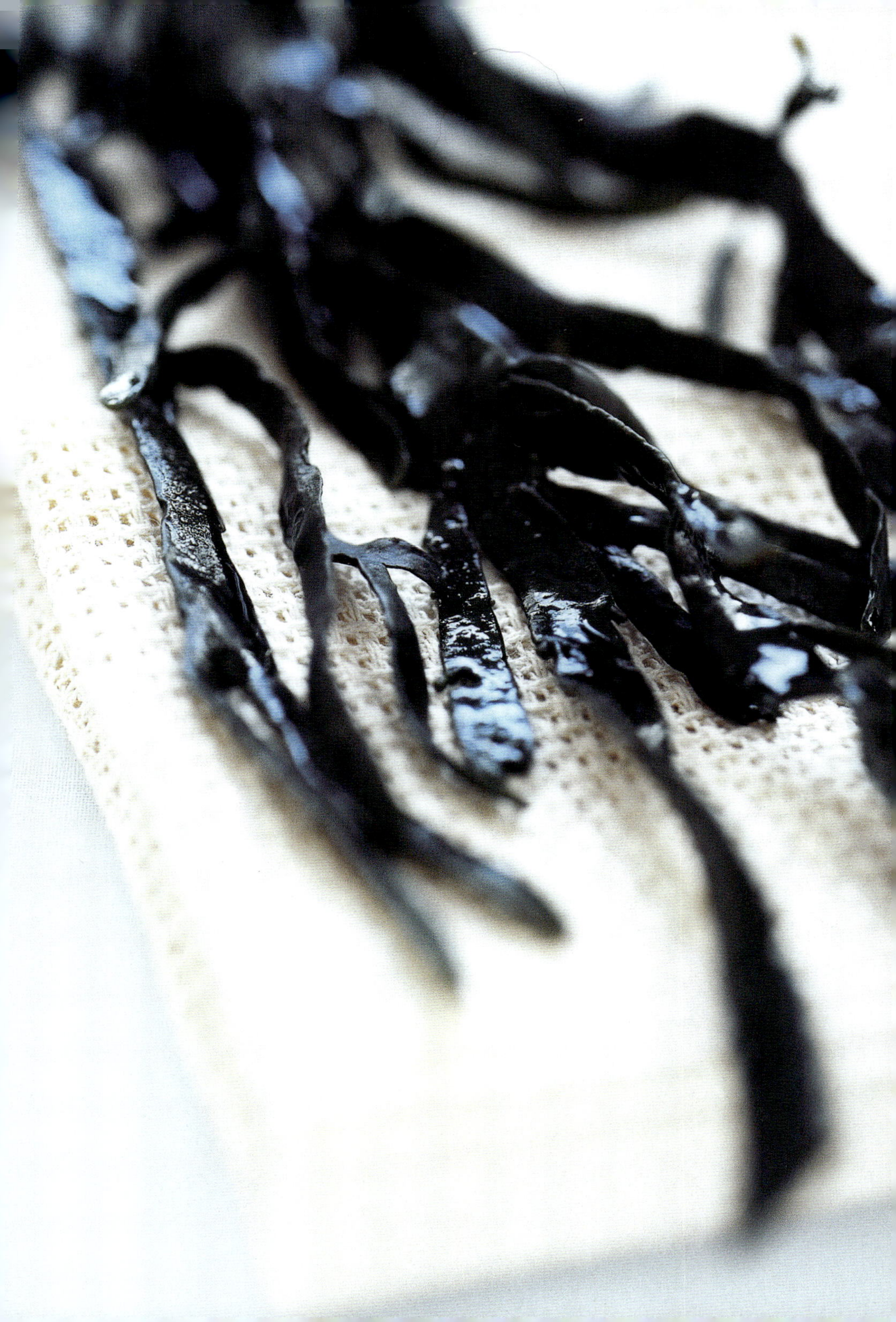

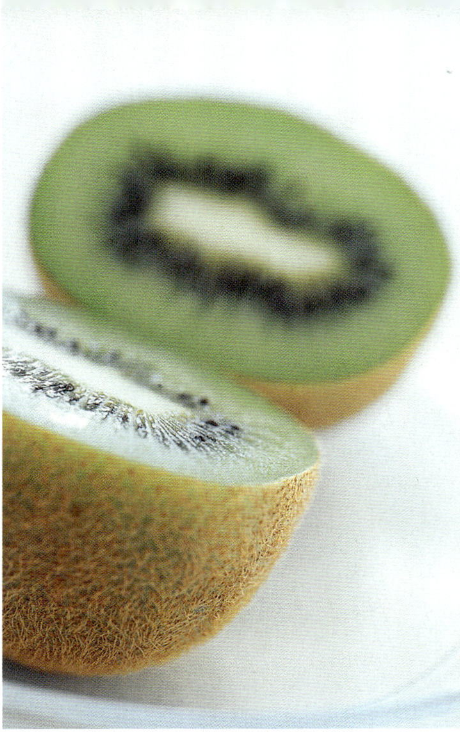

Le cresson

Ce qu'il apporte : il accroît la sécrétion des enzymes de détoxication, et peut même agir sur certaines toxines spécifiques. Il apporte aussi de la chlorophylle, qui contribue à la formation de globules rouges sains, améliorant ainsi la circulation sanguine.

La pomme

Ce qu'elle apporte : de la vitamine C (pour lutter contre les infections) et de la quercétine, toutes deux d'excellents antioxydants qui abaissent le taux de mauvais cholestérol. Elle contient aussi de la pectine, cette fibre également présente dans les agrumes, les betteraves et les baies, qui se lie aux métaux lourds (comme le plomb et le mercure) dans le côlon et qui favorise leur excrétion. Elle aide enfin l'organisme à éliminer les additifs comme la tartrazine associée à l'apparition de l'hyperactivité, de migraines et d'asthme chez l'enfant.

Le kiwi

Ce qu'il apporte : il contient de la vitamine C à haute dose, laquelle, outre le fait d'être antioxydante et de stimuler le système immunitaire, aide également l'organisme à fabriquer le glutathion, outil essentiel de la détox (voir *l'avocat*).

Le pruneau

Ce qu'il apporte : il produit deux fois plus d'antioxydants que les myrtilles, ses principales rivales ! Il joue également un rôle important dans la détox car il stimule le système digestif grâce à un laxatif naturel et à une substance qui augmente les contractions intestinales et réduit ainsi la durée du transit intestinal.

L'avocat

Ce qu'il apporte : du glutathion, un antioxydant qui combat efficacement les radicaux libres. Il s'associe aux toxines liposolubles (comme l'alcool) pour les rendre solubles dans l'eau – ce qui facilite leur élimination. Le niveau de glutathion dans l'organisme diminue avec l'âge – ce qui explique pourquoi l'effet « gueule de bois » s'aggrave au fil des années.

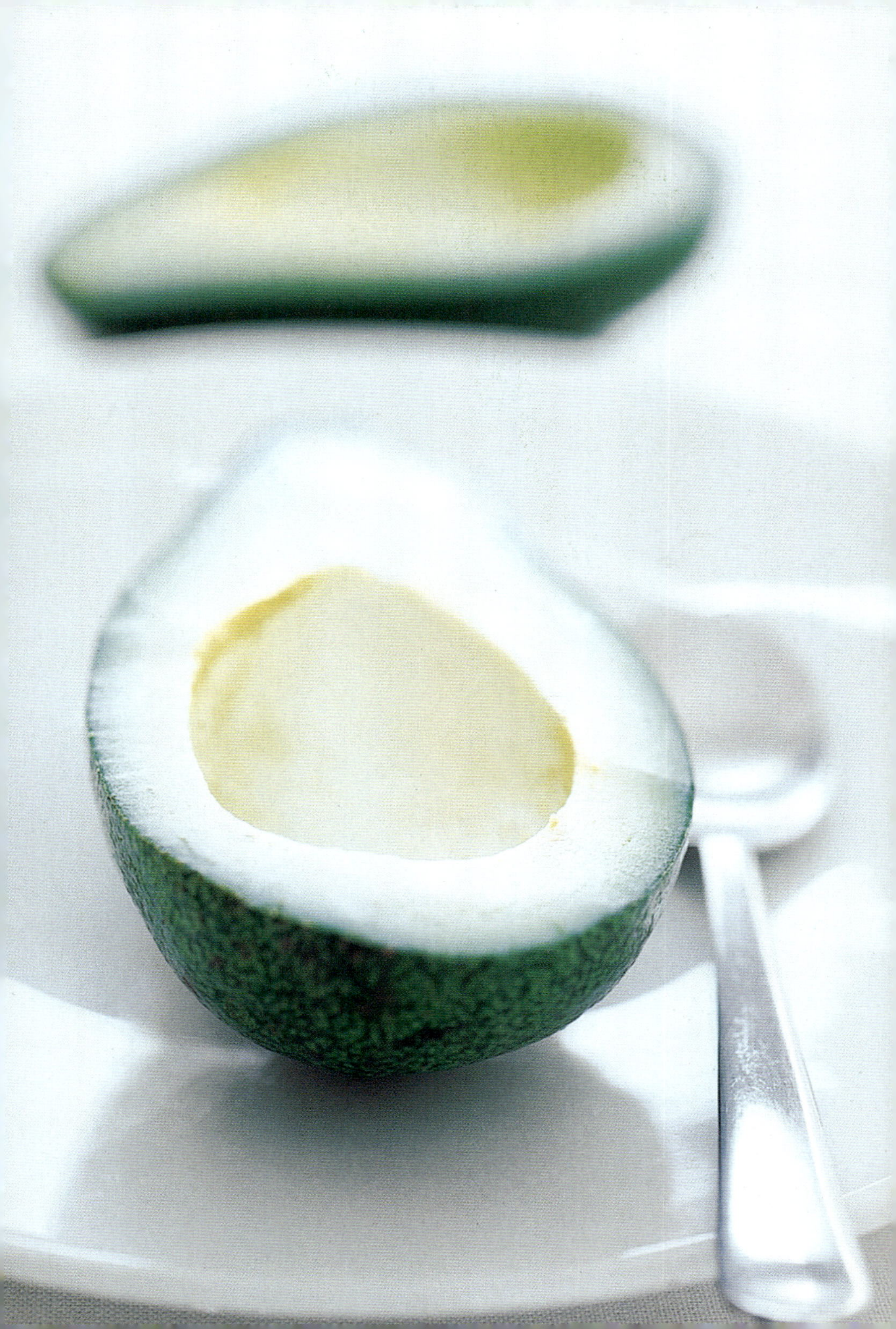

Des techniques douces pour votre ventre

Troubles digestifs, lourdeurs, douleurs liées au stress... Pour tous ces maux courants de votre ventre, les médecines douces apportent un vrai bénéfice. Huiles essentielles, plantes médicinales et techniques de soins asiatiques permettent de soulager en douceur et sans médicaments. Découvrez quelles sont les techniques qui vous conviennent le mieux, et adoptez-les sur le long terme. Vous sentirez la différence.

L'aromathérapie, c'est quoi ?

C'est l'utilisation des huiles essentielles et des composés extraits des plantes de différentes façons (par distillation, par exemple), à des fins thérapeutiques. Les actions de ces huiles volatiles peuvent être extrêmement puissantes et sont reconnues depuis très longtemps : ainsi les conseillers des empereurs romains utilisaient de l'huile de poivre noir pour combattre les effets nocifs des excès de table, et les médecins grecs de l'Antiquité préconisaient déjà le genièvre comme diurétique. Quant à la Bible, chacune des herbes et des huiles qu'elle mentionne présente des vertus médicinales et thérapeutiques.

Comment utiliser les huiles essentielles ?

En inhalations

Elles s'effectuent en versant 8 à 10 gouttes d'huile essentielle pure dans un bol d'eau très chaude (ou un petit appareil à inhalation, très pratique) sur lequel on se penche pour respirer les effluves pendant 5 à 10 minutes.
Vous pouvez également verser quelques gouttes (3 ou 4) sur un mouchoir.

Par voie interne

Certaines huiles essentielles peuvent aussi être ingérées en petite quantité (de l'ordre de 3 ou 4 gouttes seulement).
Il ne faut pas les avaler directement mais les associer à un morceau de sucre ou une cuillerée à café de miel, par exemple.
Évitez toutefois de prendre des huiles essentielles sous cette forme sans avoir demandé son avis à un aromathérapeuthe : même si certaines huiles vous paraissent intéressantes et inoffensives, mieux vaut avoir son accord.
Les vendeurs de certaines boutiques proposant des huiles de bonne qualité peuvent aussi vous guider...

En massages

Ils associent l'odorat, la pénétration des actifs au travers de la peau (ils rejoignent ainsi la circulation sanguine), ainsi que l'effet détente procuré par le massage manuel lui-même. Les huiles doivent être mélangées (utilisées pures, elles sont trop fortes et donc irritantes) à une huile neutre comme l'huile de germe de blé, de pépins de raisin ou d'amande douce. Un bon mélange consiste en 10 à 12 gouttes d'huile essentielle au choix (au total si vous faites des mélanges), versées dans 25 ml d'huile neutre. Dans l'idéal, évitez de mélanger plus de trois huiles différentes. Effectuez le massage et attendez ensuite avant de vous doucher, car il faut entre 4 et 8 heures pour que tous les principes actifs soient absorbés.

En bains

C'est une utilisation très simple, très ancienne et très agréable, qui elle aussi combine l'action de l'odorat et la pénétration des actifs par la peau. Dans la baignoire, versez 10 à 20 gouttes d'huile essentielle, et dispersez-les car elles ne sont pas solubles dans l'eau, ou mélangez-les à un produit de bain moussant ou à une crème. La chaleur de l'eau libère les senteurs...

Quelques mélanges à composer vous-même pour vous faire du bien…

Contre la constipation

Concoctez une huile de massage en mélangeant une cuillère à soupe d'huile neutre (type pépins de raisin), 2 gouttes d'huile essentielle de menthe poivrée et 2 gouttes d'huile de mélisse. Massez le ventre dans le sens des aiguilles d'une montre. Les huiles de fenouil, de poivre noir, de marjolaine, de genièvre et de romarin sont également efficaces.

Après un excès de nourriture

Prenez un bon bain chaud avec 5 gouttes d'huile de genièvre et 5 gouttes d'huile de géranium. Massez votre ventre dans le sens des aiguilles d'une montre.
Prenez un sucre avec deux gouttes d'huile essentielle de fenouil ou de menthe poivrée.

Pour lutter contre l'aérophagie

Composez un mélange de lemongrass, d'orange, de romarin et de poivre noir (3 gouttes de chaque dans 25 ml d'huile neutre) et massez votre ventre dans le sens des aiguilles d'une montre. Vous pouvez également les ajouter à l'eau du bain (3 gouttes de chaque).
Après chaque repas, avalez un sucre sur lequel vous aurez mis une goutte d'huile essentielle de basilic ou de cumin.

Contre les troubles digestifs divers avec douleurs, spasmes, gargouillements

Massez votre abdomen avec de l'huile essentielle de cannelle (12 gouttes dans 25 ml d'huile neutre), ou prenez un bain avec 4 à 5 gouttes de cette même huile.

Pour soulager spasmes et douleurs

Faites un massage appuyé avec un mélange de camomille romaine et de menthe poivrée (6 gouttes de chaque huile essentielle dans 25 ml d'huile neutre), toujours dans le sens des aiguilles d'une montre.
Faites une inhalation d'huile de serpolet (10 gouttes) ou de basilic (en quantité équivalente) dans un bol d'eau chaude pendant 10 minutes.
Prenez un sucre ou une cuillère de miel avec deux gouttes d'huile essentielle d'estragon.

Contre les lourdeurs digestives

Inhalez un mélange d'huiles de citron, de camomille et de sarriette (4 gouttes de chaque) dans un bol d'eau chaude.
Avalez une goutte d'huile essentielle de citron dans une cuillerée de miel.

Pour drainer les tissus en cas de rétention d'eau ou de congestion

Faites votre propre mélange en choisissant trois huiles parmi celles-ci : cyprès, sauge, citron, romarin, fenouil, poivre noir, genièvre, géranium, cèdre.
Diluez 12 gouttes au total (4 gouttes de chaque) dans 20 ml d'huile neutre. Massez chaque jour les zones concernées.

Pour vous calmer si vous avez mal au ventre parce que vous êtes énervé

Prenez un bain bien chaud avec 5 gouttes d'huile de camomille et autant d'ylang-ylang et de lavande.
Autre mélange parfait pour la relaxation : 5 gouttes de lavande, autant de petit grain et d'orange douce.
Et si vous souhaitez retrouver votre bonne humeur, optez pour la rose, merveilleuse…

Quelques exemples de mélanges « maison » pour vous aider à mincir

Pour combattre les rondeurs

Effectuez des massages des zones concernées (en l'occurrence, le ventre et… d'autres régions de votre choix) avec un mélange d'huiles essentielles de genièvre, de bouleau, de cyprès et de géranium (3 gouttes de chaque) dans 25 ml d'huile neutre. Autres mélanges efficaces : géranium, santal, verveine et citron (toujours 3 gouttes de chaque), ou lavande, citron, romarin et fenouil (3 gouttes de chaque).

Pour lutter contre l'envie de grignoter des sucreries

3 ou 4 gouttes d'huile essentielle de vanille sur un mouchoir, à respirer sans modération !

Pour calmer l'envie de grignotage liée au facteur stress

Quelques gouttes d'huile essentielle de néroli sur un mouchoir. Un bain avec des huiles essentielles de lavande, de basilic, de lemongrass, d'oranger (au choix ; vous pouvez aussi les combiner avec un total de 6 gouttes environ pour une baignoire). Sont aussi efficaces contre le stress (pour vous calmer et vous éviter de vous venger sur la nourriture si vous avez cette tendance) : la rose et le bois de rose, l'ylang-ylang, le jasmin, le géranium et la bergamote.

Que peut faire un aromathérapeute ?

Un aromathérapeute est un praticien (généralement un masseur) qui doit avoir suivi une formation en aromathérapie. Il utilise plusieurs dizaines d'huiles et peut vous aider à choisir celles qui seront bénéfiques dans votre cas. Parce qu'il composera, pour vous, un mélange sur mesure, au plus juste dosage, son cocktail sera très efficace, bien plus que ne le seraient des préparations vendues toutes prêtes, adaptées au plus grand nombre mais forcément beaucoup moins spécifiques.

Une séance d'aromathérapie est une véritable consultation, tant sur les antécédents médicaux (allergiques, par exemple) que sur le mode de vie et la nature des troubles qui vous ont mené à consulter. Ce n'est qu'une fois posé son diagnostic que le praticien effectuera le mélange précis d'huiles qu'il pense être appropriées et qu'il vous massera en insistant notamment sur des zones clés comme les pieds, le ventre, le dos... en fonction de vos troubles. Laissez-vous aller car le massage doit être avant tout un moment de détente et de plaisir ! Ensuite, une fois relevé, ne vous douchez pas avant le soir (si votre massage a eu lieu le matin) ou le lendemain matin (si vous avez été massé l'après-midi), afin de laisser pénétrer les principes actifs des huiles.

Bien acheter ses huiles

- Choisissez toujours des huiles de bonne qualité. Sur l'étiquette doit figurer l'indication HEBBD (huile essentielle botaniquement et biologiquement définie). Les dénominations « huile aromatique », « huile composée » ou « huile parfumée » signifient que les produits sont synthétiques, donc dépourvus de toute activité thérapeutique.
- Les flacons d'huiles sont petits, mais parfois très chers ! Comprenez qu'il s'agit de produits très concentrés, et qu'il a fallu de très grandes quantités de plantes pour les obtenir : ainsi, il faut une tonne de thym pour obtenir 20 cl d'huile essentielle… cela vous laisse également imaginer la puissance de ces substances ! Même si certaines huiles coûtent cher, vous n'en utiliserez que très peu et elles dureront longtemps. Vous avez aussi la possibilité, quand plusieurs huiles peuvent être utiles pour traiter un problème particulier, de choisir celle qui sera la moins chère… cela ne signifie absolument pas qu'elle sera moins efficace !
- Conservez vos flacons à l'abri de la chaleur et de la lumière…

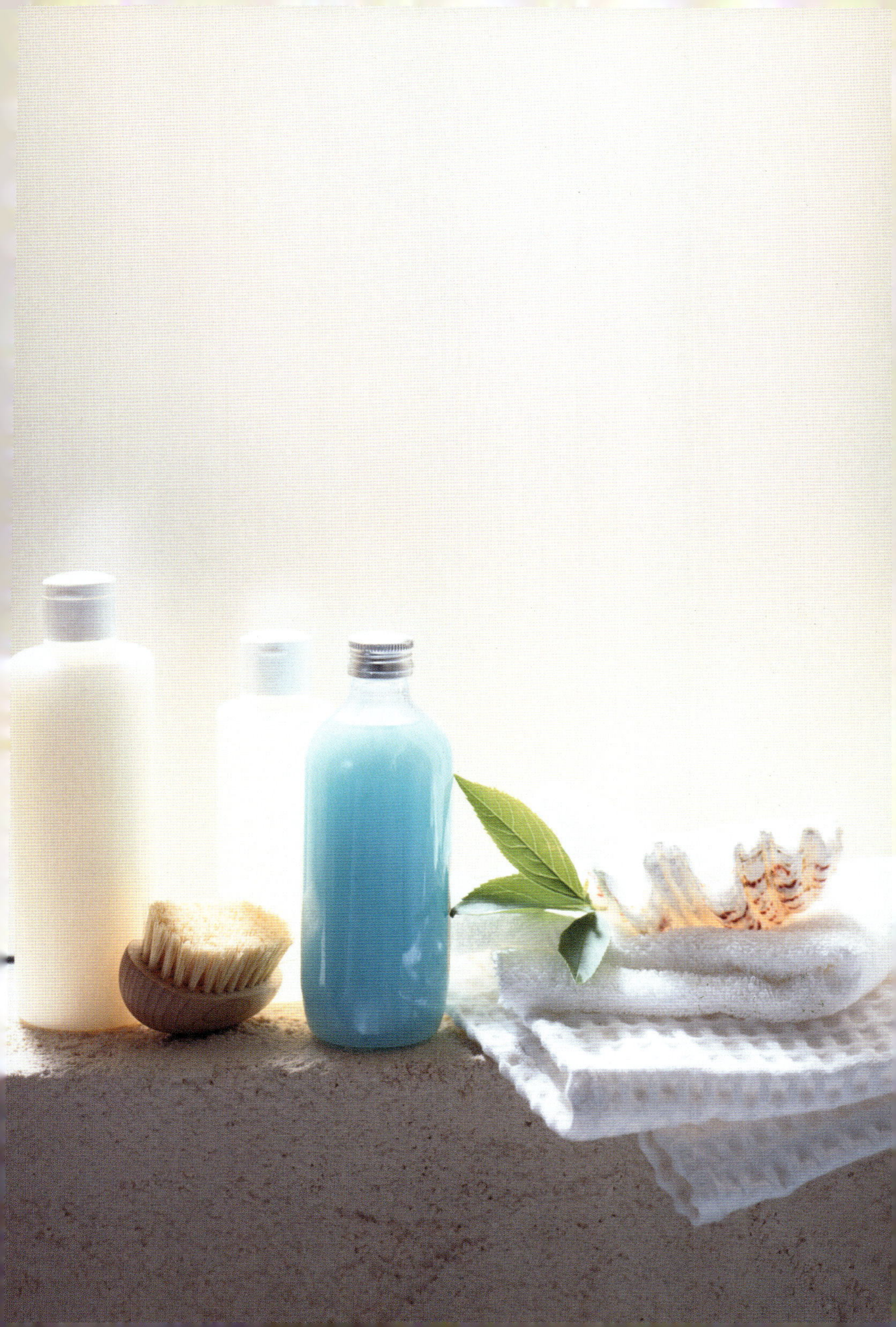

Phytothérapie : des plantes pour vous aider

Près de la moitié des médicaments de la planète ont encore aujourd'hui une origine naturelle et parmi ceux-ci, les deux tiers proviennent de plantes (les autres sont issus d'animaux ou de micro-organismes). Si certaines plantes aux vertus thérapeutiques sont connues depuis des millénaires, d'autres ont été découvertes plus récemment, et nous ne sommes pas au bout de nos surprises puisqu'il reste encore des plantes inconnues sur notre terre. En outre, nous sommes loin d'avoir fait l'inventaire complet des propriétés pharmacologiques de celles que nous connaissons...

Qu'il s'agisse de tisanes, de décoctions ou de plantes en gélules, apprenez à les utiliser à bon escient pour améliorer votre santé au quotidien : mieux vaut une bonne tisane digestive que des comprimés de synthèse avalés pour « faire passer » un trop copieux repas !

Les plantes qui drainent

Lesquelles ? Orthosiphon, bouleau, ruscus, reine des prés, fucus, frêne, piloselle, petit houx : toutes existent en tisanes, en gélules, en ampoules ou en solutés à dissoudre dans une bouteille d'eau et à boire tout au long de la journée. **Pourquoi ?** Diurétiques, elles permettent de dégonfler en facilitant l'élimination naturelle de l'eau et désinfiltrent les tissus. Elles sont conseillées si vous souffrez de rétention d'eau (jambes lourdes et gonflées) et de cellulite ou si, avant les règles, vous « gonflez de partout » (y compris du ventre).

Pour calmer les fringales et les gros appétits

Avalée avant les repas avec d'un verre d'eau, la pectine de pomme (en sachets-doses ou en gélules) forme un gel dans l'estomac qui réduit l'appétit des gros mangeurs : à prendre une demi-heure avant chaque repas. Toutes les tisanes ayant un léger goût sucré (vanille, réglisse...) ou aux fruits peuvent également être une aide efficace en cas d'envie de grignotage, ou même de vraie fringale... à condition de ne pas les sucrer, bien sûr !

Les plantes qui facilitent l'amincissement

Toniques, ces plantes vont booster votre énergie, réguler le mécanisme de satiété pour calmer les fringales et vous donner du ressort ! Les fatigués, ou ceux qui ont suivi un régime trop restrictif, pourront repartir du bon pied.
Lesquelles ? La spiruline, une algue bleue pleine de bienfaits, extrêmement reminéralisante (en comprimés, en gélules ou, mieux encore, en ampoules) ; le thé vert (chinois ou japonais), riche en vitamine C ; le maté, originaire d'Amérique du Sud qui, en prime, comme la caféine, mobilise les graisses et augmente le métabolisme.
Comment ? Tous les jours en continu si besoin, sans excès pour le thé vert et le maté qui peuvent occasionner des difficultés de sommeil si vous en abusez.

Les plantes calmantes

Les stressés (par leur régime ou par autre chose) et ceux qui dorment mal ont tout intérêt à calmer leurs nerfs et à intégrer dans leur programme un rituel « pause tisane » qui associera plaisir et efficacité. Dans l'idéal, ces boissons devraient remplacer le café, trop excitant.

Lesquelles ? Camomille, tilleul, oranger, verveine, marjolaine, aubépine, passiflore, valériane : vous n'avez que l'embarras du choix !

Des plantes pour digérer

Lourdeurs après les repas ? Pour éviter les troubles digestifs, ayez le réflexe tisane digestive... à proposer aussi à vos invités.

Lesquelles ? Choisissez parmi les plantes délicieuses et parfumées que sont la menthe, le fenouil, le cumin, l'anis vert, la coriandre, la badiane, la mélisse : en prime, toutes parfument délicieusement l'haleine !

Pour désintoxiquer l'organisme

À associer avec la cure détox ou à utiliser régulièrement en cures ou avant tout régime pour chasser les toxines...

Lesquelles ? Le romarin, le pissenlit, l'artichaut, la fumeterre, le bouleau, le radis noir vont « remettre à niveau » le foie, la vésicule biliaire, les reins... Attention, ces plantes ont un goût fort, difficile à apprécier ! Pour ceux qui ne peuvent s'y résoudre, on trouve des tisanes ou ampoules aromatisées...

Quelques recettes de tisanes

« Nuit paisible »

Une cuillère à café de tilleul et autant de mélisse. Faites infuser 10 mn dans 20 cl d'eau puis filtrez. Ajoutez une demi-cuillère à café d'eau de fleur d'oranger.

« Digestion légère »

Faites bouillir 10 mn une cuillère à soupe d'un mélange (à parts égales) d'anis vert, de graines de fenouil, de coriandre, de cumin avec une étoile de badiane écrasée, dans 20 cl d'eau. Filtrez avant de boire.

CONSEILS

- N'achetez pas vos plantes n'importe où sans connaître leur origine ni leurs conditions de récolte et de stockage. Évitez celles vendues en vrac sur les marchés, d'origine inconnue, sans date de récolte, et préférez toujours celles estampillées « bio ».
- Fournissez-vous idéalement en pharmacie, dans les magasins diététiques ou biologiques, ou encore chez un herboriste qui sera en outre capable de vous composer des mélanges sur mesure en fonction de vos souhaits et de vos besoins. On trouve également d'excellents mélanges tout prêts.
- Faites votre tisane dans les règles de l'art : si possible à l'eau de source, et toujours en respectant scrupuleusement les doses et le temps d'infusion : n'oubliez pas que ce sont de vrais médicaments !
- Rangez vos plantes dans un endroit sec et sombre, dans des boîtes hermétiques pour ne pas qu'elles s'éventent, et ne les gardez pas pendant cinq ans !

« J'élimine »

Une cuillère à café de queues de cerises, autant de frêne, de reine des prés et de vigne rouge. Faites infuser 10 mn dans un litre d'eau bouillante. Filtrez avant de boire.

« Cellulite »

Bouleau, fucus, orthosiphon, vigne rouge, reine des prés, à parts égales. Infusez 10 mn une cuillère à soupe du mélange dans un bol d'eau. Filtrez avant de boire.

« Anti-gaz »

Anis, thym, mélisse, origan, hysope, à parts égales. Faites infuser 10 mn une cuillère à soupe du mélange dans un bol d'eau. Filtrez avant de boire.

La réflexologie pour vous aider

La réflexologie est une thérapie manuelle qui consiste à masser les pieds (réflexologie plantaire) ou les mains (réflexologie palmaire) pour provoquer des effets dans des régions du corps très éloignées des extrémités.

L'origine de la réflexologie

Même si l'on a retrouvé des dessins de massages des pieds et des mains vieux de 5 000 ans dans des tombes égyptiennes, et si les Chinois pratiquent eux aussi depuis plusieurs siècles une thérapie par pression sur les extrémités, c'est à un Américain, le docteur William H. Fitzgerald, que l'on doit les débuts de la réflexologie.

Au début du siècle (en 1913 précisément), ce praticien a établi les notions de base de ce qui fut alors baptisé la « thérapie de zone » dont la réflexologie est en quelque sorte la descendante. C'est l'Américaine Eunice D. Ingham qui, dans les années 1930, a établi une véritable carte des zones réflexes des mains et des pieds, indispensable outil de travail des réflexologues...

Ses grands principes

L'énergie circule dans le corps en empruntant des couloirs, des lignes qui le traversent et le divisent en dix zones longitudinales : chacune part d'un pied, monte jusqu'au cerveau et redescend dans le bras situé du même côté, jusqu'à la main. Partant des dix doigts, W. H. Fitzgerald décrit dix zones parallèles, chacune renfermant différents organes, muscles ou tissus qui se trouvent liés et traversés par le même flux énergétique. Le dysfonctionnement de l'un agira donc sur l'autre. En fait, chaque partie du corps, chaque organe (rate, poumons, surrénales, cœur...) a une correspondance dans les pieds et dans les mains.

Pour comprendre, imaginez un pied debout : la cambrure plantaire suit la cambrure de la colonne vertébrale, et l'on pourrait faire figurer dans ce pied tout le haut du corps d'un homme assis : le crâne, le visage, les dents, les systèmes nerveux et sensoriel sont localisés dans les orteils ; le torse et les organes qui s'y trouvent (poumons, cœur...) se trouvent au niveau des métatarses ; l'abdomen (intestins, reins...) au niveau du tarse antérieur, enfin le bassin et les organes génitaux au niveau des chevilles (sous les malléoles). Tous les organes doubles (reins, yeux, poumons, oreilles...) et ceux qui sont très centrés (c'est-à-dire au milieu du corps comme la glande thyroïde, le thymus...) sont représentés sur les deux pieds et les deux mains. Les autres organes sont représentés sur le pied (ou la main) du côté duquel ils se situent : la vésicule et le foie sur le pied droit, la rate sur le pied gauche...

Pour obtenir un effet thérapeutique, on exerce des pressions dans les régions des extrémités correspondantes, généralement sur les articulations, notamment sur les phalanges. Ces stimulations manuelles vont désobstruer et rétablir le flux énergétique et stimuler le processus de guérison.

En quoi la réflexologie peut-elle vous aider ?

Les massages des pieds et des mains évacuent merveilleusement le stress (certaines personnes peuvent s'endormir pendant la séance) et redonnent de l'énergie. Mais cela va plus loin. Le principal effet de la réflexologie est d'aider l'organisme à exercer le mieux possible toutes ses fonctions d'élimination. Les massages seront donc souverains pour réoxygéner les organes (en stimulant la circulation sanguine), pour accélérer le système lymphatique (réduire les œdèmes et la cellulite), activer les reins et la vessie (éliminer les toxines)... La réflexologie peut aussi soulager les problèmes digestifs (constipation chronique, diarrhées...) à condition, comme pour beaucoup de thérapies douces, de faire preuve d'un peu de régularité !

Les zones réflexes de l'appareil digestif

Les dents

La zone réflexe de la mâchoire supérieure se situe en dessous de l'ongle du gros orteil. Celle de la mâchoire inférieure au-dessous, à mi-chemin entre les deux articulations du gros orteil. Les autres zones réflexes des dents se situent sur les deux pieds, sur les faces supérieures des différents orteils.

L'œsophage

La zone réflexe de l'œsophage se situe sur la plante du pied et va de la jointure du gros orteil jusqu'à la zone réflexe de l'estomac.

L'estomac

La zone réflexe de l'estomac se situe également sur la plante des deux pieds au-dessus de la ligne de la taille et en dessous de celle du diaphragme juste en dessous du coussinet plantaire appelé petite voûte.
Cette zone couvre approximativement la largeur d'un pouce.

Les intestins

L'intestin grêle correspond à une large zone au-dessous de la ligne de la taille sur chacun des deux pieds, à l'intérieur de la zone du côlon.
Le duodénum a sa zone réflexe en dessous du point de l'estomac, également au niveau de la face plantaire des deux pieds.
Sous le pied droit se trouvent la zone du côlon ascendant et la première moitié du côlon transverse ; sous le pied gauche la seconde moitié du côlon transverse, le côlon descendant, le sigmoïde, le rectum et l'anus.

Le foie, la vésicule biliaire et le pancréas

Le foie a sa zone réflexe sous le pied droit uniquement, dans la région comprise entre le diaphragme et la taille. La vésicule se trouve également sur le pied droit, dans le voisinage immédiat du point réflexe du foie. La zone réflexe du pancréas se trouve au-dessous du niveau du diaphragme et au-dessus de celui de la taille, juste en dessous de la zone réflexe du duodénum sur chacun des deux pieds.

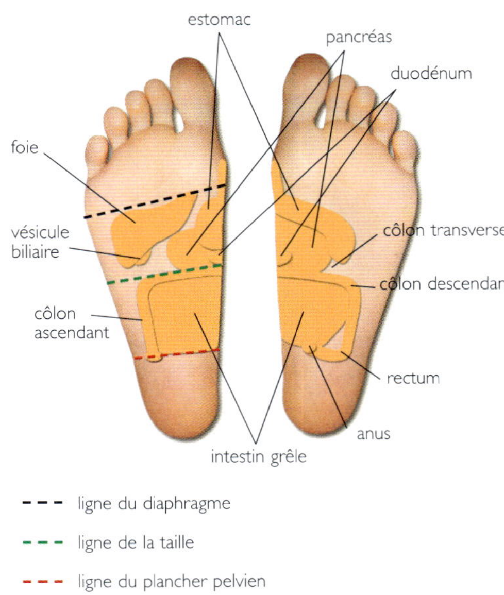

Quelques troubles et pathologies de l'appareil digestif

L'indigestion

L'indigestion comprend souvent une gêne au niveau supérieur de l'abdomen, consécutive à un repas trop copieux, trop lourd ou ingéré trop rapidement. Elle s'accompagne généralement d'une série de troubles tels que des nausées, des sensations de brûlures à l'estomac, des renvois et des flatulences.

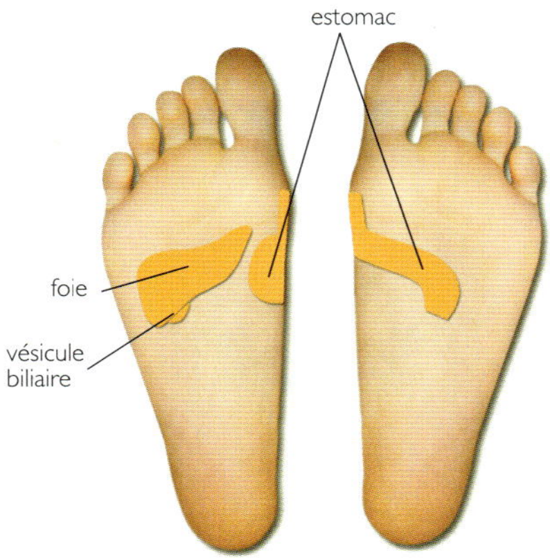

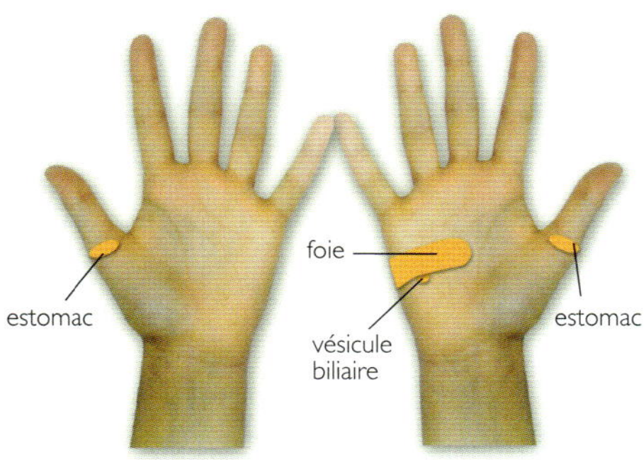

L'indigestion est souvent liée à un mauvais équilibre alimentaire, au stress et à l'anxiété, mais elle peut être également symptomatique de diverses maladies comme un ulcère gastroduodénal ou des calculs biliaires.

Traitement par réflexologie plantaire et palmaire

Zones principales à stimuler : points réflexes de l'estomac, du foie et de la vésicule biliaire.

La constipation

La constipation entraîne une irrégularité des selles qui peut s'accompagner de difficultés, de gêne, parfois de douleurs. Elle peut être symptomatique d'une autre maladie latente, surtout chez l'adulte. Généralement, elle est liée à un régime alimentaire pauvre en fibres, à la sédentarité, à des variations hormonales ou aux hémorroïdes.

Traitement par réflexologie plantaire et palmaire

Zones principales à stimuler : points réflexes des intestins (côlon sigmoïde), du foie et de la vésicule biliaire.

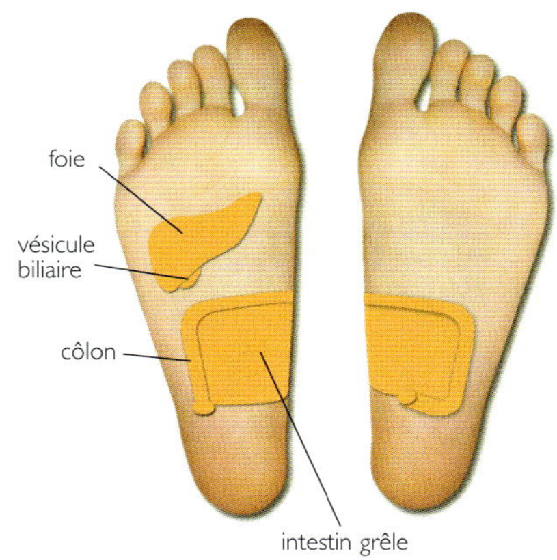

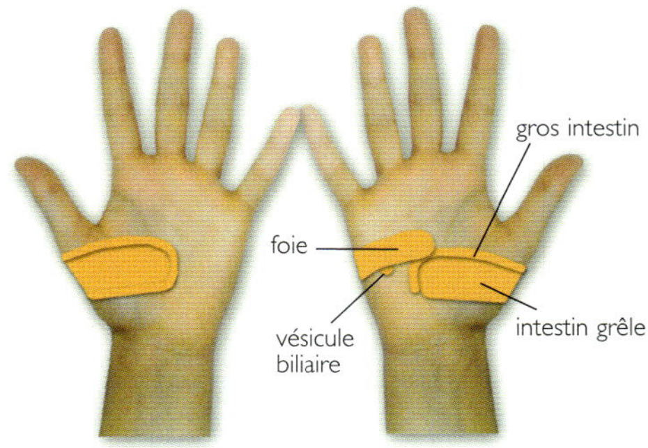

Les diarrhées

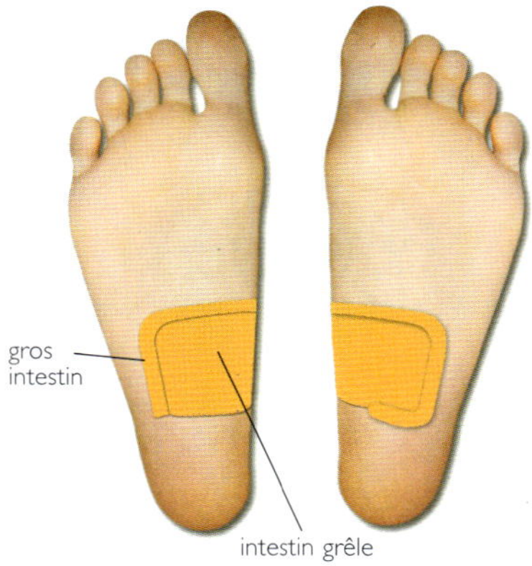

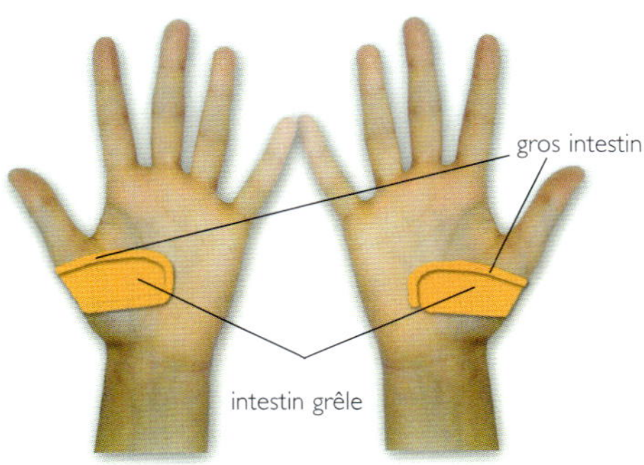

La diarrhée est caractérisée par des selles molles et fréquentes. Elle survient lorsque la résorption d'eau normalement contenue dans les selles est interrompue. Elle peut être due à l'accumulation accrue de fluide dans les intestins ou à l'évacuation excessive de ce liquide. Les diarrhées sont symptomatiques d'affections diverses comme la dysenterie, l'intoxication alimentaire, la gastro-entérite, les infections parasitaires, le stress. Chez les nourrissons, elles sont souvent le signe d'une intolérance au lactose. La maladie de Crohn ou le cancer peuvent être à l'origine de diarrhées chroniques.

Traitement par réflexologie plantaire et palmaire

Zones principales à stimuler : points réflexes des intestins.

Les flatulences - l'intestin irritable

Les flatulences, ou ballonnements intestinaux, peuvent être le syndrome de nombreuses affections du système digestif, comme la gastrite, des problèmes de vésicule biliaire, une colopathie fonctionnelle. Elles peuvent également être liées à une mauvaise alimentation ou à un état de stress et d'anxiété.
L'intestin irritable se manifeste par des douleurs abdominales récurrentes, avec fréquemment une alternance de diarrhées et de constipation. Cette affection, due à une perturbation du transit intestinal, est le plus souvent liée au stress, à l'anxiété ou à une intoxication alimentaire.

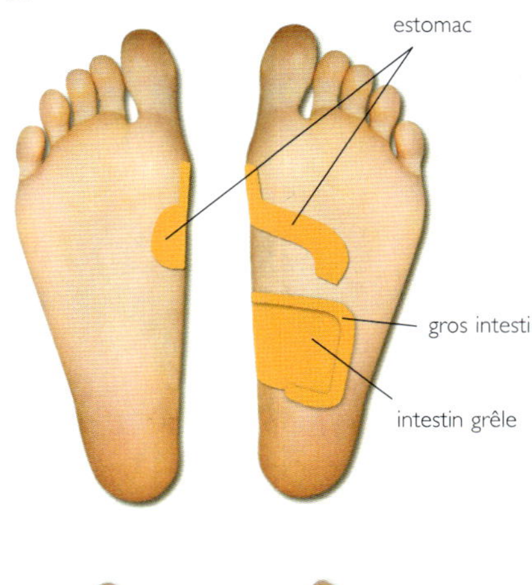

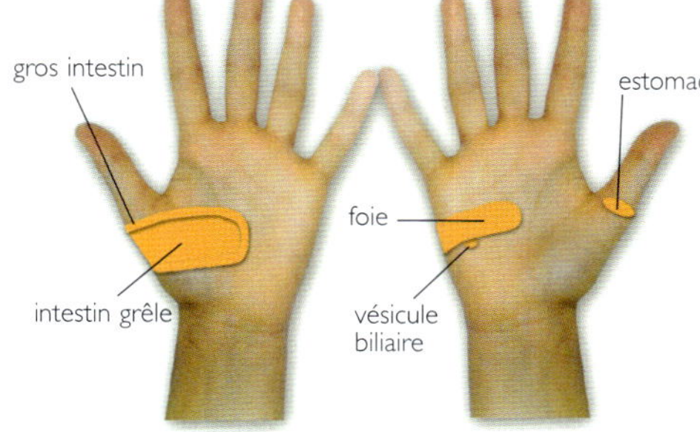

Traitement par réflexologie plantaire et palmaire

Zones principales à stimuler : points réflexes de l'intestin et de l'estomac.

Le massage des zones réflexes

Procédez de la même manière pour la réflexologie des pieds et des mains, le schéma général de soin étant identique.
Pour les mains, gardez toujours un contre-appui en plaçant la main sur laquelle vous allez travailler sur un petit coussin posé sur vos genoux ou, si vous massez quelqu'un, en la reposant dans le creux de votre main de soutien tandis que l'autre main exerce les pressions. Comme pour le massage des pieds, veillez à ne jamais utiliser l'extrémité du pouce mais plutôt la partie aplatie du côté externe de la pulpe afin d'éviter tout risque de blessure avec votre ongle.
Commencez et finissez, pour les mains comme pour les pieds, par des manœuvres de préparation et de détente.

Les dents

Maintenez l'extrémité du pied avec une main, tandis que vous faites progresser l'index de votre autre main de l'extrémité jusqu'à la base de chacun des orteils.

Estomac, pancréas et duodénum

Pour masser ces zones réflexes sous le pied droit, tenez le pied de la main gauche avec vos doigts sur le dessus, le pouce en dessous. Placez ensuite votre pouce gauche juste sous la ligne diaphragmatique sur le versant interne du pied. Faites-le progresser horizontalement en couvrant ces différentes zones jusqu'à la partie située entre la ligne du diaphragme et celle de la taille. Procédez de la même manière pour l'autre pied.

CONSEILS

QUELQUES CONSEILS POUR BIEN (SE) MASSER LES PIEDS

1 • Installez-vous confortablement. Si vous massez quelqu'un, installez-le face à vous, les jambes allongées sur une chaise, les pieds reposant sur un coussin.

Si vous vous massez vous-même, installez-vous en tailleur, bien calé, sur un canapé ou sur de la moquette. Choisissez une huile neutre (amande douce) ou parfumée que vous chaufferez quelques secondes dans vos mains avant de démarrer.

2 • Effectuez les mouvements de massage doucement, en passant six ou sept fois sur la même zone. Si vous sentez des tensions, des nœuds, massez jusqu'à ce qu'ils disparaissent. Appuyez fermement avec le gras du pouce, en effectuant de petits mouvements de reptation comme si votre doigt était une chenille.

3 • Essayez toujours de travailler de l'intérieur du pied vers l'extérieur, quitte à changer de position ou à orienter différemment votre pied si vous faites de l'automassage. Et n'oubliez pas de toujours masser successivement les deux pieds.

4 • Avant de vous concentrer sur les zones réflexes, commencez systématiquement par un massage général et complet des deux pieds pour les décontracter, avec de grands mouvements lents et caressants : avant d'être thérapeutique, le massage doit être un moment de plaisir ! Faites tourner délicatement la cheville et chaque orteil successivement. Après le massage des zones réflexes, vous terminerez la séance en massant encore les deux pieds pour les apaiser.

5 • Prenez votre temps : un massage ne se bâcle pas. Comptez au minimum une demi-heure ou trois quarts d'heure pour les deux pieds.

L'intestin grêle

Commencez par masser la zone correspondante sur le pied droit en le maintenant avec votre main gauche et faites progresser lentement votre pouce droit par des pressions alternées, horizontalement du bord interne du pied, du dessous de la ligne de la taille jusqu'à la ligne du plancher pelvien. La zone réflexe de l'intestin grêle est entourée par celle du gros intestin.

Procédez de façon identique pour masser les zones réflexes sur l'autre pied.

Le gros intestin

Placez votre pouce juste au-dessus de la ligne du plancher pelvien près du bord externe du pied droit ; vous pouvez sentir à ce niveau une légère dépression correspondant au point réflexe de la valvule iléo-cæcale. Avec votre pouce gauche, exercez une pression d'une minute environ puis relâchez en effectuant plusieurs mouvements circulaires.

Faites ensuite progresser votre pouce gauche par une série de pressions alternées vers le haut, le long de la zone du côlon ascendant en direction de la ligne de la taille ; tournez le pouce à 90 degrés vers la droite et, toujours en exerçant des pressions alternées, faites-le progresser horizontalement le long de la zone réflexe du côlon transverse qui longe la ligne de la taille jusqu'à ce que vous ayez atteint le bord interne de la plante du pied.

Sur le pied gauche, tout en exerçant des pressions alternées, faites progresser votre pouce gauche le long du côlon transverse en suivant la ligne de la taille jusqu'au bord externe du pied.

Puis changez de main et faites progresser votre pouce droit vers le bas, sur la zone du côlon descendant en direction du talon jusqu'à atteindre la ligne du plancher pelvien.

Le foie et la vésicule biliaire

Les zones réflexes du foie et de la vésicule biliaire se situent uniquement sur le pied droit et correspondent à un triangle qui s'étend du côté interne du pied, de la ligne du diaphragme à la ligne de la taille, et remonte en diagonale du côté externe du pied jusqu'au niveau de la ligne du diaphragme. Pour masser cette zone, fléchissez les orteils vers l'arrière en maintenant le pied avec votre main droite et exercez des pressions alternées de votre pouce gauche sur toute la surface en diagonale et dans les deux sens. Localisez le point réflexe de la vésicule biliaire situé entre la ligne du diaphragme et celle de la taille en face du quatrième orteil.

On sent généralement à ce niveau une petite dépression ou un léger renflement. Avec votre pouce, massez ce point par des rotations circulaires de la pulpe du pouce tandis que votre autre main soutient toujours le pied.

Le shiatsu ou l'équilibre retrouvé

Le shiatsu — mot japonais qui signifie littéralement « pression digitale » — est une thérapie manuelle et de massage issue des disciplines de la médecine orientale et de l'acupuncture, qui vise à rétablir l'équilibre énergétique de la personne en harmonisant le Yin et le Yang et la circulation de l'énergie dans tout le corps.

L'équilibre énergétique comme source de vie

Dans l'ancienne tradition chinoise, tout l'univers n'est qu'énergie ou Qi (prononcez « tchi »). Au Japon, cette énergie, apparentée à une force de vie ou énergie vitale, est appelée Ki.

La vision orientale de la médecine considère l'homme et son environnement dans leur globalité. Dans cette conception, nous sommes et vivons sans cesse au sein de champs énergétiques reliés entre eux et dépendants les uns des autres.

Aussi les anciens Chinois ont-ils élaboré un système complexe de traitement et de compréhension du corps humain fondé sur l'équilibre des énergies au sein de l'organisme. Pour eux, le corps doit s'adapter sans cesse aux changements qu'il rencontre ; s'il ne s'adapte pas, son Qi ne circule plus de manière fluide et c'est alors que la maladie s'installe, témoignant de ce déséquilibre intérieur. Le médecin doit déterminer les causes de l'affection pour rétablir le Qi au moyen de l'acupuncture ou de massages.

Le principe du Yin et du Yang

La théorie du Yin et du Yang est l'un des éléments centraux de la philosophie traditionnelle orientale.

Selon elle, l'énergie de l'univers, le Qi, fluctue sans cesse entre les deux qualités opposées du Yin et du Yang. Dans toutes les manifestations de la vie, les deux sont toujours présentes mais dans des proportions différentes.

Ces deux qualités de l'énergie universelle ne sont pas considérées comme opposées mais comme complémentaires et dépendantes l'une de l'autre.

Ainsi, lorsque le Yin décroît, le Yang se renforce et inversement, chacune contenant le germe de l'autre et chacune ne pouvant être interprétée qu'en fonction de l'autre.

La compréhension du rôle du Yin et du Yang est essentielle à l'apprentissage du shiatsu.

Le Yin et le Yang dans le corps

Pour fonctionner, le corps a besoin d'un certain nombre de nutriments qui circulent et s'écoulent dans le sang pour alimenter les tissus, mais il a tout autant besoin d'oxygène et de Qi.

L'énergie est répartie partout dans le corps mais circule de façon privilégiée le long des canaux ou méridiens. Ceux-ci n'ont pas de support matériel ou anatomique mais sont décrits avec précision dans les traités de médecine chinoise. Le long de ces méridiens se trouvent les points de traitement pour les massages ou l'acupuncture.

L'objectif du shiatsu est d'atteindre un parfait équilibre entre ces différentes énergies et d'assurer leur régulation.

Pour veiller au bon fonctionnement et au bien-être de votre ventre, il est essentiel de vous familiariser avec les points énergétiques qui le composent afin d'effectuer les massages nécessaires selon vos petits soucis chroniques.

Les points généraux

(Pour une localisation précise des points, reportez-vous aux pages 118 et 119 situées dans la partie Annexes de cet ouvrage)

Méridien de l'estomac

44 E : en arrière de la commissure entre le deuxième et le troisième orteil.
36 E, 34 E : à deux travers de doigt au-dessus du bord supérieur externe de la rotule.
Massez le méridien de l'estomac en acupression du pouce sur les jambes, en accentuant le travail sur les points cités ci-dessus. Massez-vous le ventre en effectuant doucement des cercles dans le sens des aiguilles d'une montre.

Les points complémentaires

Méridien de la vessie

17 V : à 1,5 travers de doigt de la ligne médiane, sur l'horizontale de la septième vertèbre dorsale.
18V : à l'horizontale de la neuvième dorsale.
19V : à l'horizontale de la dixième dorsale.
20V : à l'horizontale de la onzième dorsale.
21V : à l'horizontale de la douzième dorsale.

Les problèmes spécifiques

Les problèmes digestifs du type nausée et indigestion sont surtout dus à un déséquilibre énergétique au niveau du méridien de l'estomac et de la rate, en rapport avec l'assimilation de la nourriture. Les méridiens du foie et de la vésicule biliaire peuvent aussi être massés en cas de diarrhée, d'indigestion et/ou de nausée. Les constipations concernent davantage le méridien du gros intestin.

Constipation

Méridien de l'estomac

25 E : à deux travers de doigt en dehors de l'ombilic. Exercez une pression simultanée avec vos index sur le point 25 E situé de part et d'autre du nombril. Maintenez la pression 10 s et respirez calmement. Recommencez plusieurs fois. Massez les méridiens du foie et de la vésicule biliaire situés sur le côté du corps.

Diarrhées

Méridien de la rate

3 Rt : sur le bord interne du pied, en arrière de la tête du premier métatarsien.
4 Rt : dans une dépression située en avant et en bas de la base du premier métatarsien.
Points spécifiques situés sur le méridien de la rate au niveau de la face interne du pied.

Méridien de la vessie

25V : à 1,5 travers de doigt de la ligne médiane sur l'horizontale de la quatrième vertèbre lombaire.
30V : à 1,5 travers de doigt de la ligne médiane sur l'horizontale passant par le quatrième trou sacré postérieur.
Ces deux points situés dans le bas du dos permettent un rééquilibrage du transit intestinal.

Stress avec troubles digestifs

Méridien du vaisseau conception

12VC : à mi-distance entre le nombril et l'apophyse xiphoïde.
14VC : à 6 travers de doigt au-dessus du nombril, sur la ligne médiane.
Appliquez une pression continue pendant 10 s avec le bout des doigts et recommencez plusieurs fois.

Des techniques douces pour bien vivre avec votre ventre

Comme nous l'avons vu, toute la médecine chinoise est fondée sur la circulation du Qi (ou chi), c'est-à-dire de l'énergie. Elle se bloque ? Les symptômes apparaissent. Qu'il s'agisse d'acupuncture, de taï chi chuan ou de qi gong, ces pratiques millénaires considèrent le ventre comme une zone essentielle de notre énergie et de notre vitalité, et permettent de traiter les problèmes les plus courants avec efficacité, en complément ou à la place des médicaments.

L'acupuncture

Cette médecine chinoise rétablit le parcours naturel de l'énergie en stimulant des points situés le long des « méridiens », sortes de circuits dans lesquels elle se déplace dans tout le corps.

Quand l'énergie est bloquée ou que se forment des bouchons (nœuds), les organes et les régions du corps sont mal alimentés et fonctionnent moins bien, ce qui peut être à l'origine de symptômes aigus ou chroniques : stress, difficultés digestives, ulcère, insomnies…

Après avoir établi un diagnostic et regardé l'allure de la langue, le praticien recherche, avec la main, les nœuds d'énergie le long des méridiens. Quand il en trouve un, on le sait, car c'est une zone très sensible !

Chaque nœud est piqué avec de minuscules aiguilles stériles (les piqûres ne sont absolument pas douloureuses).

Un bon acupuncteur n'utilise que très peu d'aiguilles, judicieusement placées sur les points stratégiques. Elles sont laissées en place 20 mn environ, pendant lesquelles, au repos dans la pièce, on se détend…

Pour le ventre

L'acupuncture permet de rétablir l'énergie de l'abdomen, de relancer le système digestif, de soulager les viscères, de chasser les tensions, de drainer les toxines…

Où s'adresser ?

Association Française d'Acupuncture (AFA)
Tour CIT Paris
3, avenue de l'Arrivée
75015 Paris
Tél. : 01 43 20 26 26
Fax : 01 43 20 54 46
E-mail : afa@acupuncture-france.com

Le taï chi chuan

Cet art martial d'origine chinoise aide à se centrer et à harmoniser son corps avec le monde. C'est un combat au ralenti contre un adversaire invisible : on effectue des gestes lents et déliés qui s'enchaînent sans interruption (conformément aux alternances du Yin et du Yang) en une véritable chorégraphie : on « dévide un cocon de soie, et nul ne doit casser le fil ». La respiration est surveillée, le corps travaille autour de son centre de gravité : mains et pieds sont en corrélation énergétique, la colonne vertébrale jouant le rôle de pilier. Les gestes semblent simples, mais les mener à la perfection est le travail de toute une vie de pratique !

Pour le ventre

Tout le corps est vitalisé, plus délié et tonique, mais surtout on apprend à canaliser son énergie, ce qui est utile pour mieux gérer son stress, éviter les débordements, moins s'énerver et se crisper… Idéal pour tous ceux dont le ventre est constamment « sous pression ».

Le qi gong (ou chi gong)

Cet art énergétique d'origine chinoise est, au même titre que l'acupuncture, une véritable médecine, pratiquée comme une gymnastique, chaque matin, par des millions de Chinois. Effectués sans déplacement, des enchaînements de gestes permettent un automassage de tout le corps, comme avec le shiatsu.

Pour le ventre

Le corps se débloque, les tensions disparaissent. Le qi gong travaille autant sur les organes internes que sur les émotions auxquelles ceux-ci, d'après la médecine chinoise, sont associés. Des publications médicales ont fait état, chez des pratiquants, d'artères plus souples, de digestion améliorée, d'anxiété moindre…

Où s'adresser ?

Fédération de Tai Chi Chuan et Qi Gong
17, rue du Louvre
75001 Paris
Tél. : 01 40 26 95 50
Fax : 01 40 26 95 44
Site Web : www.fed-taichichuan.asso.fr
E-mail : ftccg@wanadoo.fr

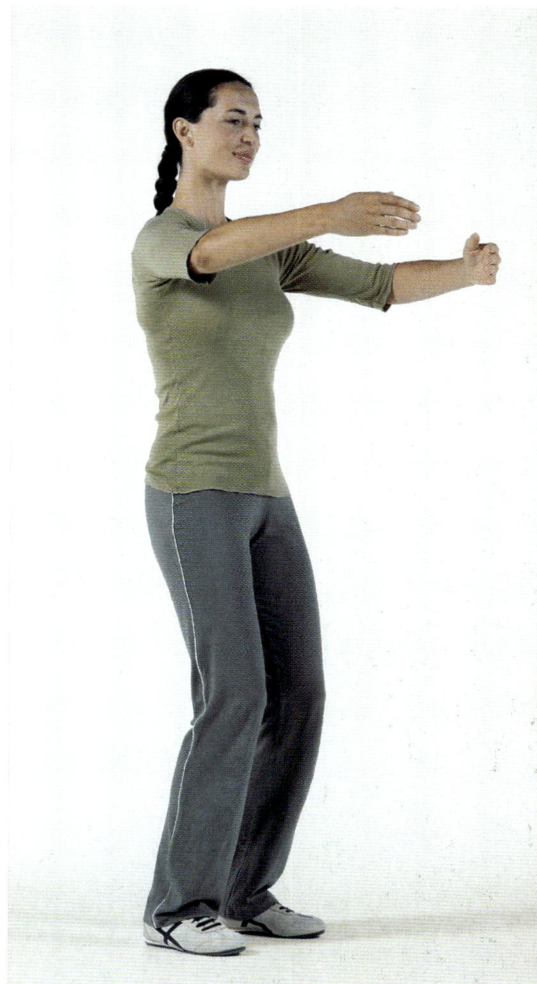

Pour un ventre en pleine forme

Massé, chouchouté, stimulé, le ventre fonctionne mieux. Il apprécie et le fait savoir ! Prendre le temps, régulièrement, de se détendre et de le détendre par des massages, même quelques minutes seulement, favorise une bonne hygiène abdominale et permet de dénouer en douceur les tensions les plus profondes souvent liées au stress.

Automassage du ventre

L'automassage de certains points stratégiques du ventre permet de le dénouer en profondeur et de calmer des tensions. Quand vous aurez essayé et quand vous maîtriserez les gestes simples que nous vous proposons, vous comprendrez tout l'intérêt de ces massages et vous ne pourrez plus vous en passer en cas de crise ou même tout simplement en « entretien », pour éviter les douleurs et détendre vos viscères et vos muscles.

Cette séance dure une petite dizaine de minutes au total.

1. Commencez votre séance par quelques minutes de relaxation et de respiration abdominale profonde.
Vous trouverez des idées dans le chapitre « Déstresser son ventre tout en douceur », page 15. Choisissez un exercice qui vous plaît et vous aide à faire le vide pour démarrer tout en douceur et chasser le stress.

2. Exercez un cerclage de votre ventre :

• Cela consiste à poser le bout des doigts d'une de vos mains sur un cercle imaginaire dont votre nombril serait le centre.

• Vous pouvez également enfoncer doucement les doigts dans votre abdomen puis vous allonger sur le ventre afin que tout le poids de votre corps pèse sur vos doigts et les fasse pénétrer plus en profondeur dans l'abdomen. Certaines zones peuvent être douloureuses, surtout au début.
Dans ce cas, respirez tranquillement et le plus profondément possible, mais en gardant vos doigts bien ancrés, jusqu'à ce que vous sentiez que le ventre, progressivement, se décontracte et lâche prise. Ne craignez rien, même si ce n'est pas très agréable, cela est sans danger et vous fera au contraire beaucoup de bien !

3. De la paume de votre main, tout en expirant, appuyez tour à tour sur neuf points situés les uns à côté des autres sur le cercle imaginaire dont votre nombril est le centre. Démarrez par le point 1 (situé à deux ou trois centimètres sous le nombril), puis continuez dans le sens des aiguilles d'une montre (exceptionnellement, si vous souffrez de diarrhées, dans le sens inverse des aiguilles d'une montre) pour finir par le point 9, situé lui aussi sous le nombril.
Cet exercice permet de concentrer l'énergie sur le nombril, car chaque point y est relié par un rayon imaginaire.
Vous trouverez en annexe, page 120, un schéma de ces points imaginaires en cercle pour vous faciliter la tâche.

2

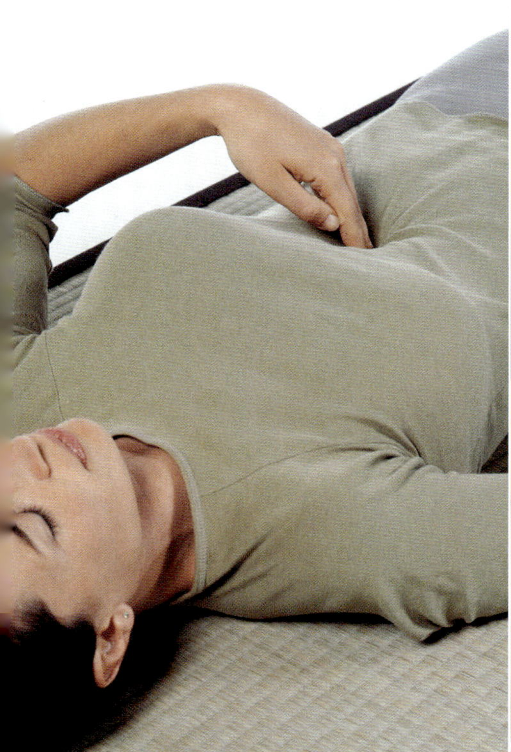

3

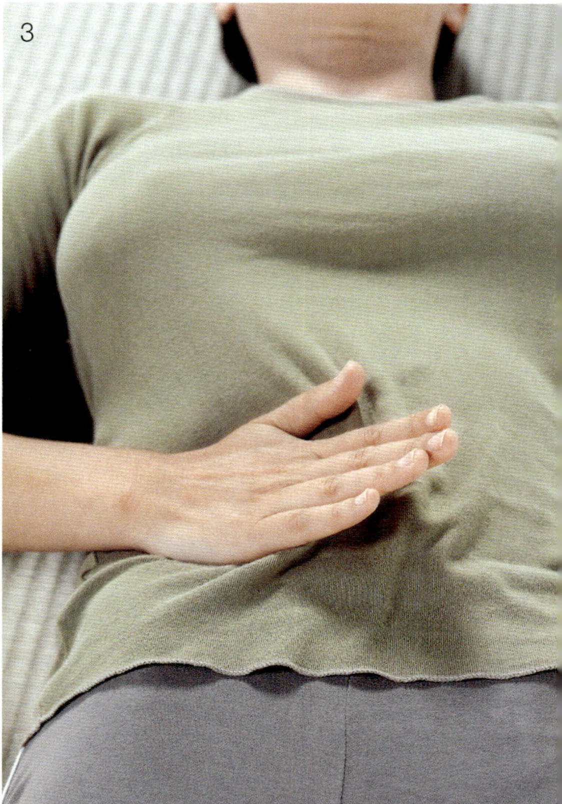

4. Tracez ensuite, dans votre imagination, six points sur votre abdomen : les points 3 et 4 se situent à deux centimètres de part et d'autre de votre nombril, sur la même ligne horizontale (l'un à droite, l'autre à gauche). Les points 1 et 2 se situent à deux ou trois centimètres au-dessus des points 3 et 4, et les points 5 et 6 en dessous, à la même distance. Pour vous aider, visualisez le schéma de la page 121, en annexe. Avec vos deux pouces, appuyez simultanément sur les points 3 et 4, en expirant doucement. Relâchez puis continuez avec les points 1 et 2 (toujours en expirant) ; revenez aux points 3 et 4 puis enchaînez avec les points 5 et 6, et terminez par les points 3 et 4. À chaque fois, appuyez quelques secondes en expirant doucement. Si cette pression est douloureuse, inutile d'appuyer trop fort : continuez mais en allégeant votre pression.

CONSEILS

QUELQUES IDÉES :

Pour compléter l'effet bénéfique de ce massage, vous pouvez l'effectuer en utilisant une huile essentielle (mélangée à une huile neutre, cinq à dix gouttes pour 100 ml). Cela facilitera en outre le glissement de vos mains sur votre abdomen.

Quand vous ne disposez que de peu de temps, vous pouvez déjà vous faire du bien en massant les neuf points cités plus haut avec le jet de votre pomme de douche si vous avez la chance que celle-ci soit massante (ou à défaut en collant le jet à votre ventre). C'est très agréable et ça exerce une action revitalisante !

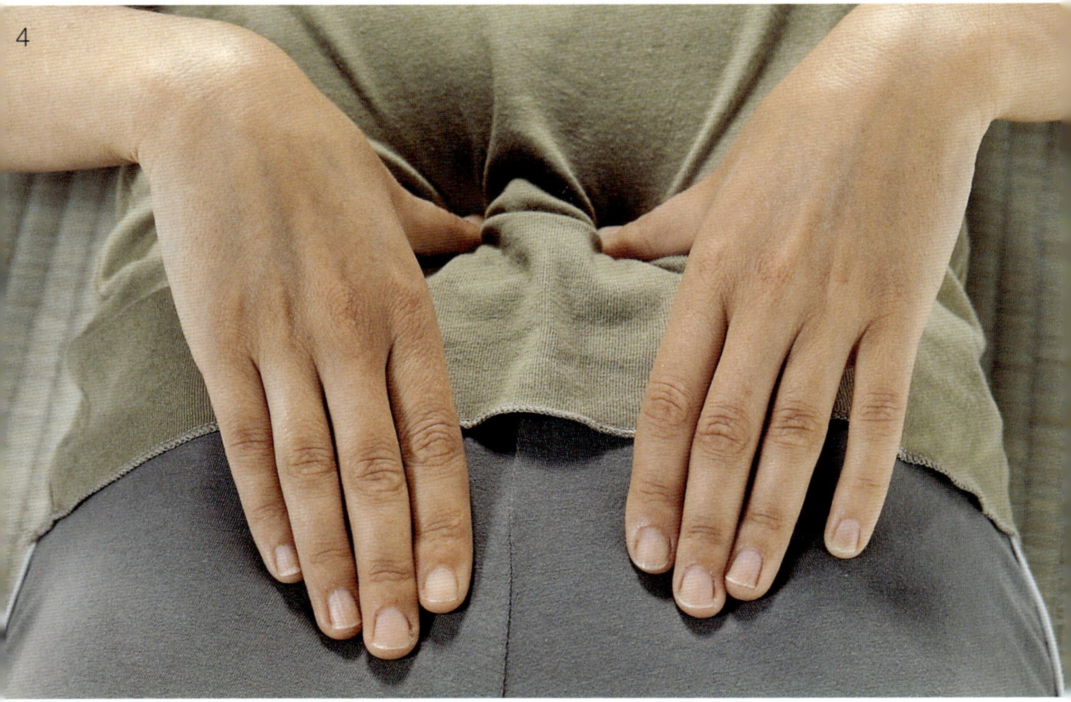

5. Appuyez ensuite de vos deux pouces posés l'un sur l'autre sur le point dit « DT inférieur » ou « Dan Tien », qui représente un centre d'énergie situé exactement à quatre doigts (dans le sens horizontal) juste en dessous du nombril. Vous trouverez un dessin précisant l'emplacement de ce point à la page 122, en annexe.

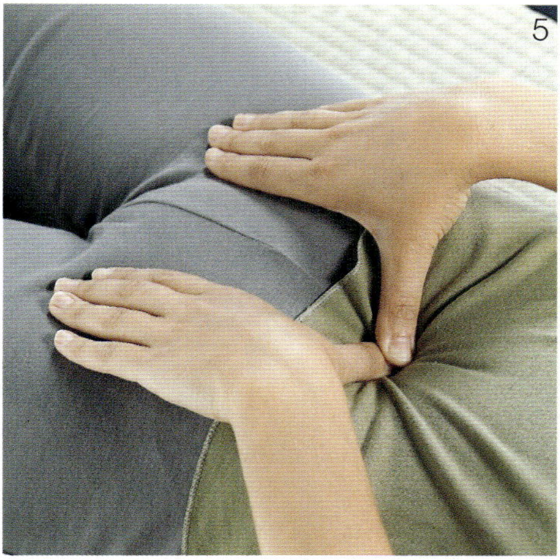

6. Faites ensuite une vague : vos mains à plat sur le ventre, vos pouces et index entourant le nombril, expirez en poussant sur votre ventre comme pour l'aplatir, puis inspirez en remontant le ventre, pour lui imprimer un mouvement de bas en haut, comme une sorte de vague qui le soulèverait dans un doux balancement.

7. Pour terminer, recommencez le massage des neuf points en cercle, avec la paume de votre main (les deux mains posées l'une sur l'autre pour augmenter la pression), en exerçant des petites pressions rythmées. Le ventre doit être souple, parfaitement détendu, élastique.

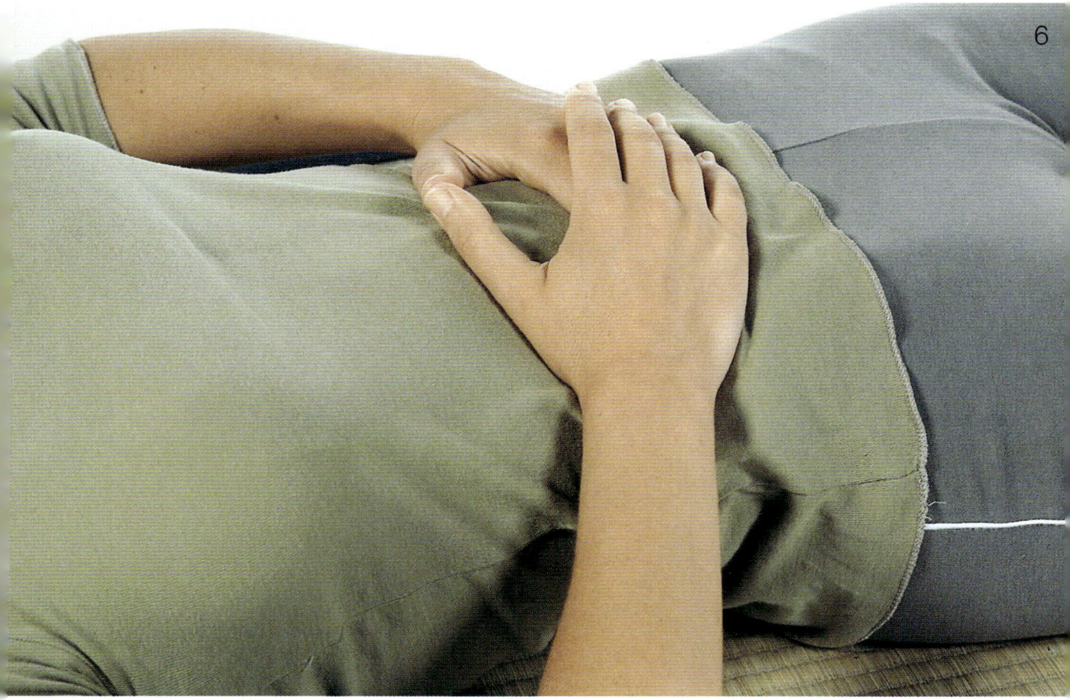

Une séance de massage à deux

Le massage shiatsu est, comme nous l'avons vu précédemment, un massage asiatique qui permet de libérer l'énergie quand elle se trouve bloquée à des endroits divers du corps en des sortes de « nœuds » qui créent des embouteillages. Masser longuement les zones concernées permet alors de dénouer les blocages profonds.

Comment procéder ?

Cette séance de massage shiatsu du ventre dure environ 40 mn. Elle s'effectue à deux : apprenez à votre partenaire à vous masser le ventre, et inversement. Vous en tirerez tous deux de grands bienfaits.
Voici ce qu'il faut lui faire... Après, ce sera votre tour ! Allongez-le et installez-vous près de lui sans lui grimper sur le ventre ou sur les jambes : vous devez rester à ses côtés et vous tournerez autour de lui pour être toujours à l'aise.

1. Exercez un cerclage du ventre : imaginez qu'autour de son nombril est dessiné un cercle sur lequel se trouvent neuf points répartis à égale distance les uns des autres (voir la photo de la page 120, en annexe). Avec les doigts d'une main, appuyez tour à tour (en imprimant un mouvement de très petit cerclage) sur chacun de ces points.
Si la personne que vous massez se plaint que cela est douloureux (ou si vous voyez que son visage se crispe), dites-lui de souffler doucement, et continuez le massage jusqu'à ce que les zones douloureuses disparaissent et se détendent.

2. De la paume de la main et à chaque expiration du sujet, appuyez tour à tour sur les neuf points du cercle imaginaire. Démarrez par le point 1 (situé à deux ou trois centimètres sous le nombril), puis continuez dans le sens des aiguilles d'une montre pour finir par le point 9, situé lui aussi sous le nombril. Cet exercice permet de concentrer l'énergie sur le nombril, centre énergétique essentiel car chaque point y est relié par un rayon imaginaire. Il vous sera nécessaire de tourner tout autour du sujet massé.

3. Tracez ensuite en imagination six points sur le ventre de votre partenaire : les points 3 et 4 se situent à deux centimètres de part et d'autre du nombril, sur une ligne horizontale (l'un à droite, l'autre à gauche). Les points 1 et 2 se situent au-dessus (à deux ou trois centimètres) des points 3 et 4, et les points 5 et 6 en dessous, à égale distance (voir en annexe, la photo de la page 121). Avec vos deux pouces, appuyez simultanément sur les points 3 et 4, tandis que votre partenaire expire doucement. Relâchez puis continuez avec les points 1 et 2 (toujours sur l'expiration), puis revenez aux points 3 et 4, enchaînez avec les points 5 et 6, et terminez par les points 3 et 4. À chaque fois, appuyez quelques secondes, votre partenaire expirant doucement. Cela permet de diffuser l'énergie dans tout le corps. Afin d'être bien stable et de masser en profondeur, vous vous positionnerez en demi-fente juste au-dessus de la personne.

4. Avec vos deux pouces posés l'un sur l'autre, appuyez ensuite sur le point DT inférieur de votre partenaire (ou Dan Tien), un point représentant un centre d'énergie, qui se se situe exactement à quatre doigts dans le sens horizontal juste en dessous du nombril. Reportez-vous, en annexe, à la photo de la page 122.

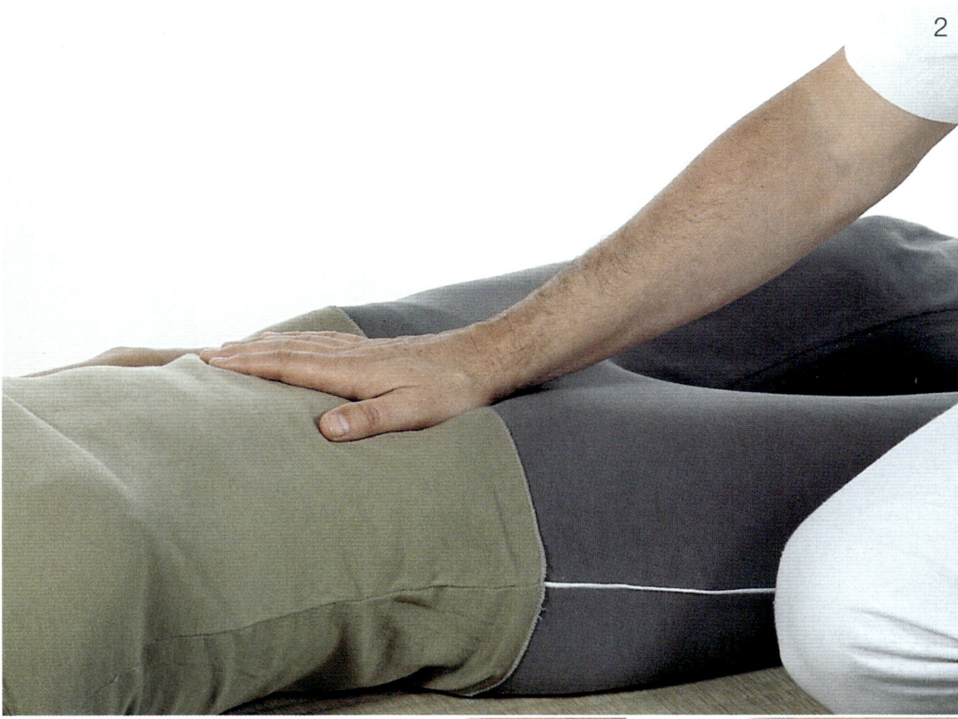
2

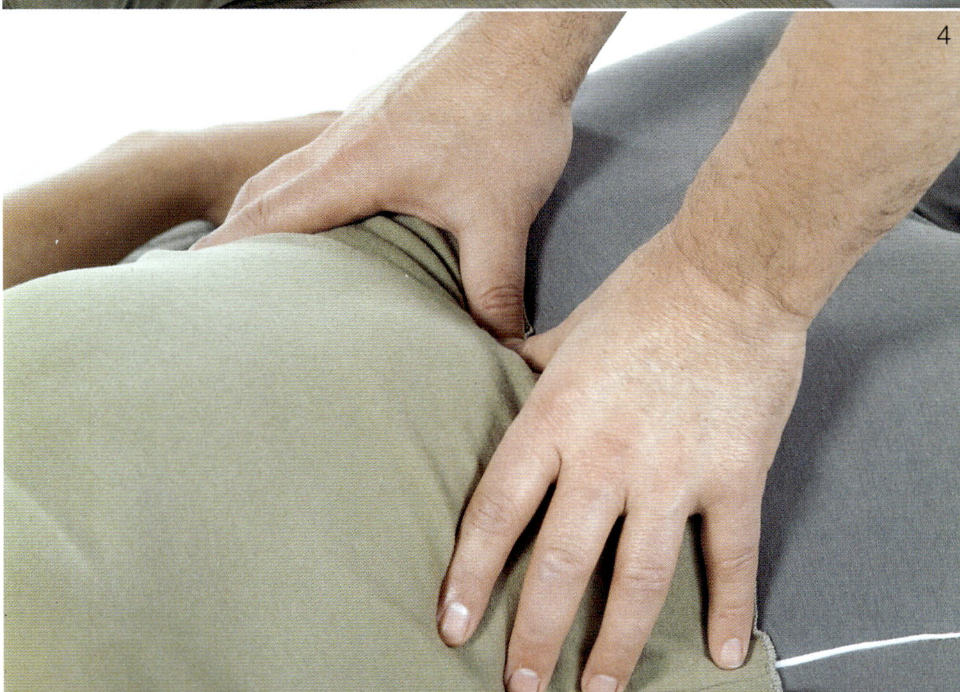
4

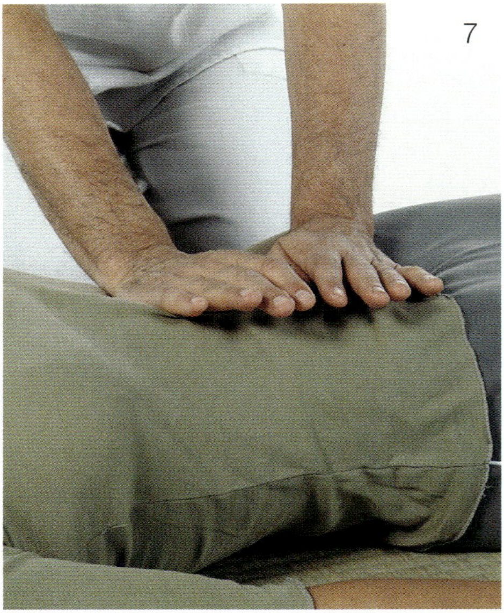

7

5. Recommencez avec un autre centre d'énergie (point DT moyen) situé au-dessus du nombril, symétriquement au point que vous venez de masser.

6. Continuez avec deux autres points DT situés de part et d'autre de la ligne médiane du ventre (à gauche et à droite du nombril).

7. Vos mains à plat sur le ventre, vos pouces et index entourant le nombril, poussez sur le ventre comme pour l'aplatir pendant l'expiration, puis pendant son inspiration, remontez le ventre pour lui imprimer un mouvement comme une sorte de vague qui le soulèverait.

8. Recommencez le massage des neuf points en cercle, avec la paume de vos mains (les deux mains sont posées l'une sur l'autre pour augmenter la pression), en exerçant des pressions rythmées. Le ventre doit être souple, parfaitement détendu et élastique.

9. Avec vos pouces, exercez des pressions comme pour dessiner les neuf rayons de la « roue » que forme ce cercle imaginaire, en partant des neuf points pour vous diriger vers le nombril.

10. Si vous le souhaitez (et si votre partenaire en a besoin), vous pouvez masser en profondeur les zones réflexes de son ventre pour soulager certains troubles. Inspirez-vous du dessin de ces zones réflexes pour vous aider (voir en annexe, page 123).

11. Effectuez de nouveau un cerclage du ventre (comme lors de l'étape 1 de cette séance de massage), toujours dans le sens des aiguilles d'une montre.

12. Soulevez le sujet sous les lombaires à plusieurs reprises (en l'attrapant de chaque côté pour décoller le bas de son dos). Balancez son ventre de droite à gauche plusieurs fois pour le détendre. Laissez-le se reposer 10 mn sous une serviette ou une couverture (pour ne pas qu'il attrape froid) avant de le « réveiller » totalement.

8

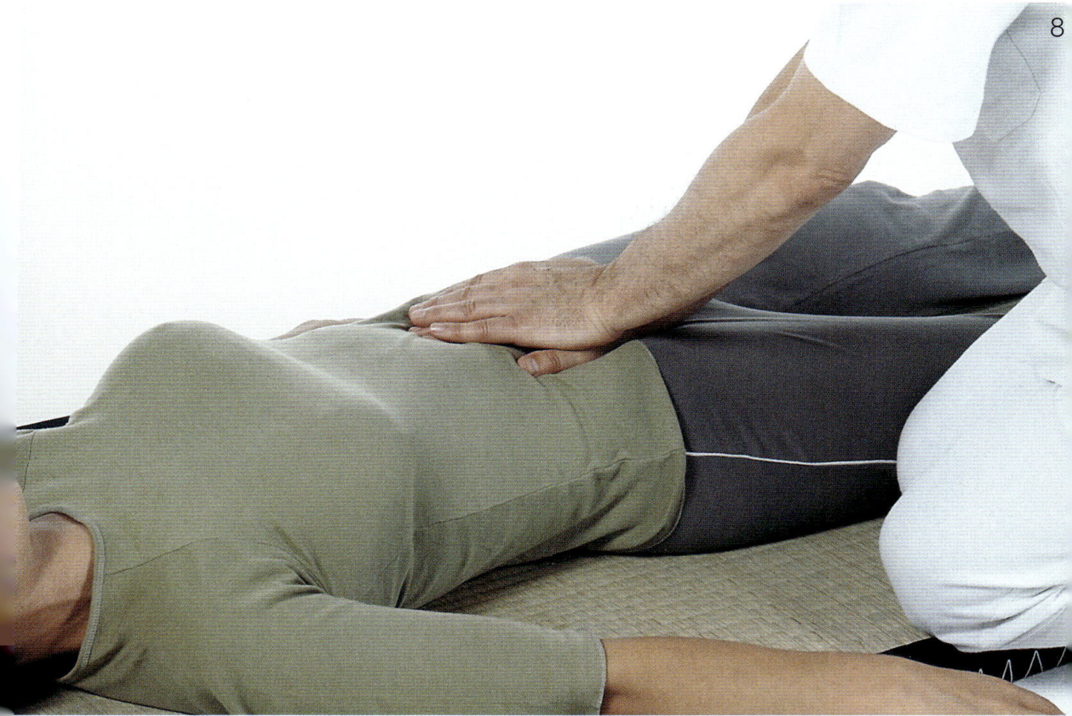

12

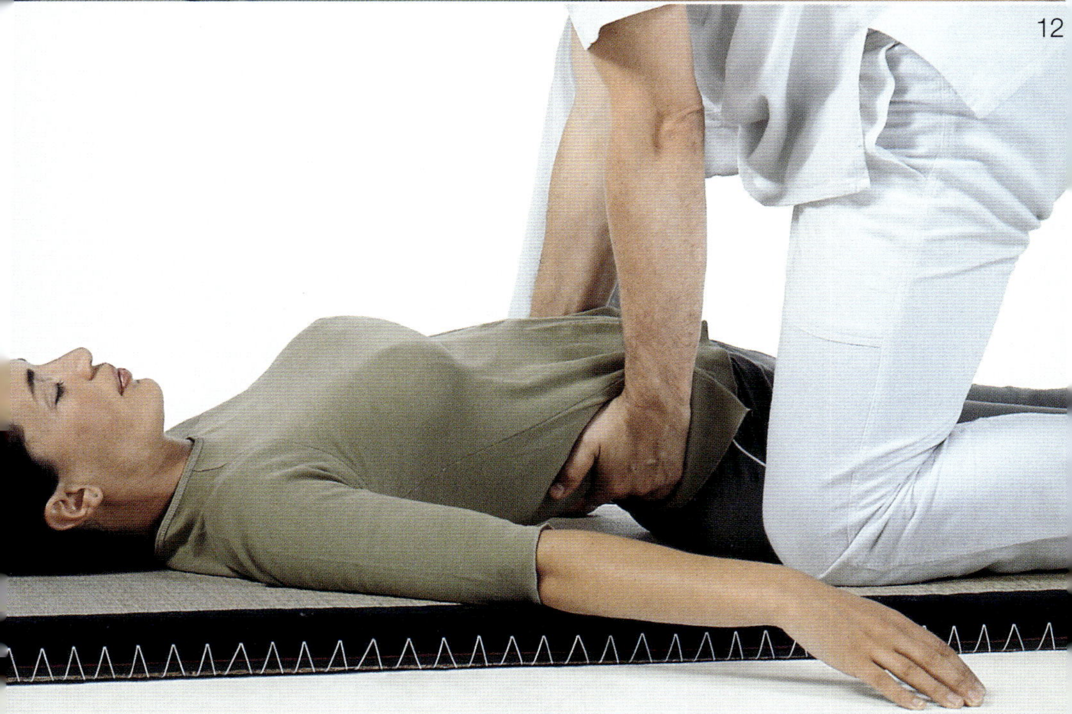

Une séance de yoga du ventre

Venu d'Inde il y a plusieurs milliers d'années, le yoga est une gymnastique du corps et de l'esprit. En pratique, il combine l'*asana* (la posture), le *pranayama* (exercice respiratoire, littéralement « le souffle vital ») et le *mudra* (le geste). On distingue une centaine de postures. Chacune d'entre elles est une création complète qui entraîne des effets physiques, physiologiques et psychologiques réels. Certaines sont particulièrement bénéfiques pour l'abdomen car elles permettent de le détendre en profondeur, de chasser le stress, de dénouer les crampes et de calmer les douleurs. Le travail de la respiration, essentiel dans la pratique du yoga, est à lui seul très bénéfique ! D'ailleurs, il faut savoir que le yoga a apporté la preuve scientifique et médicale de ses bienfaits pour traiter le symptôme du côlon irritable.

Avant de commencer

La séance décrite ci-dessous est assez longue (environ 45 mn). Mais vous pouvez aisément la raccourcir en ne choisissant que quatre ou cinq exercices, à votre goût. Cela vous permettra alors de la pratiquer chaque jour. Votre ventre vous dira merci !

À SAVOIR : Il faut éviter de pratiquer une succession de positions saccadées. Au contraire, chaque geste doit être le plus possible enchaîné avec le précédent car tout l'exercice ne représente qu'un seul mouvement.

Les postures

Exercice 1

A. En position de départ, vous êtes face au sol, en appui sur les pieds et les mains, les jambes et les bras tendus et légèrement écartés.
B. Descendez doucement jusqu'à toucher le sol.
C. Puis redressez le buste en tendant les bras tout en respectant la souplesse de votre dos et remontez l'ensemble du corps en inspirant. Redescendez comme si vous faisiez une pompe en expirant.
D. Sautez ou marchez pour revenir en position accroupie avec les deux pieds serrés.
E. Levez-vous et en expirant, tendez les jambes tout en restant penché en avant et en gardant les bras tendus et les mains au sol.
F. Remontez doucement tout le buste en écartant les bras perpendiculairement au corps, et terminez en joignant les mains devant le buste. Concentrez-vous sur votre respiration, qui reste calme et régulière, et allongez progressivement les temps d'inspiration et d'expiration. Répétez l'enchaînement six fois.

1 A

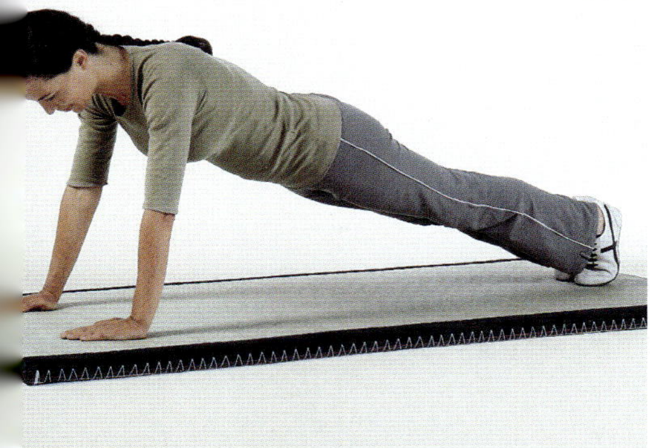

1 B

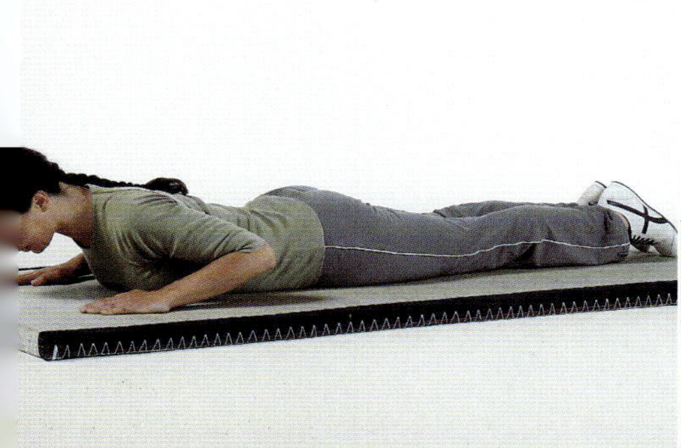

1 C

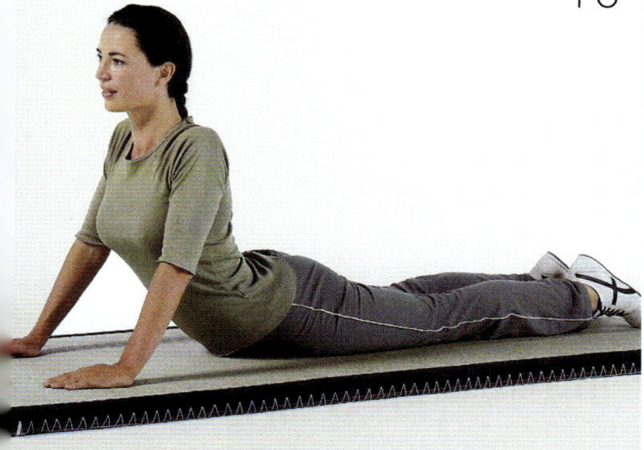

1 D

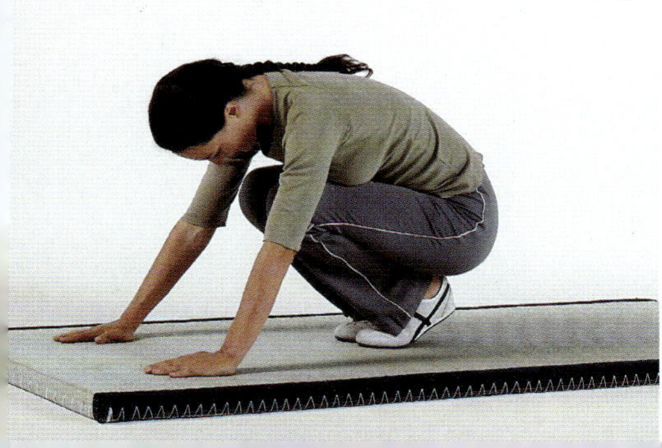

1 E

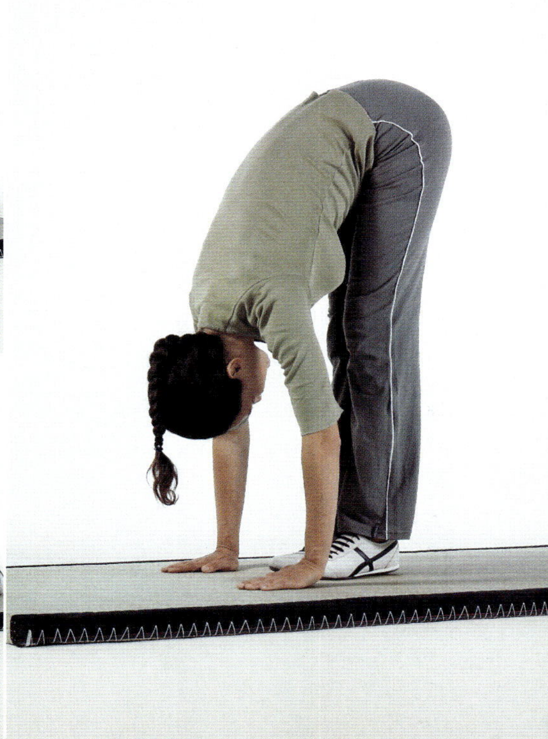

1 F

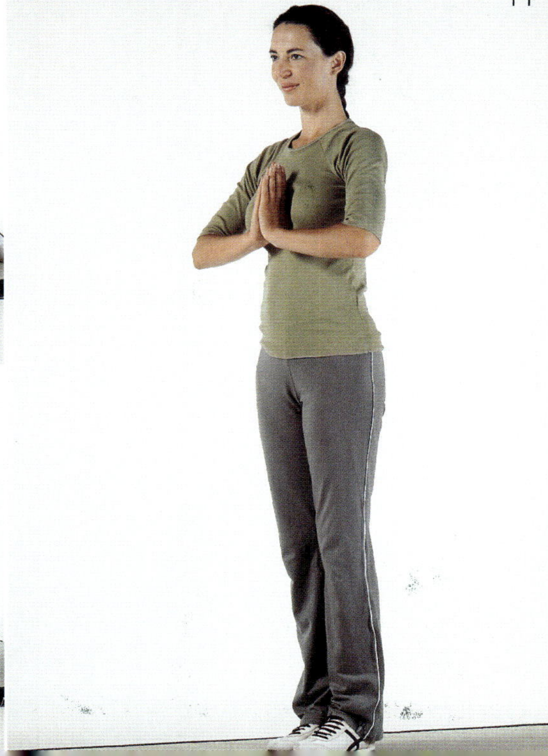

Exercice 2

A. Une jambe devant l'autre, celle de devant légèrement fléchie, bras en l'air, poussez avec le haut des doigts comme si vous vouliez faire remonter le plafond vers le ciel, respirez normalement en rentrant votre ventre.
Simultanément, poussez dans le sol avec les pieds, ce qui exerce un profond étirement complet de tout le corps.

B. Faites pivoter le buste sur le côté en expirant. Vos bras suivent et s'écartent perpendiculairement au corps, la tête reste dans l'axe.

C. La jambe avant, qui était fléchie, se tend, la main située du même côté attrape votre cheville, la tête se dresse vers le ciel et l'autre bras s'étire également vers le ciel.
Changez ensuite de côté et recommencez trois ou quatre fois de suite l'enchaînement sans vous interrompre.

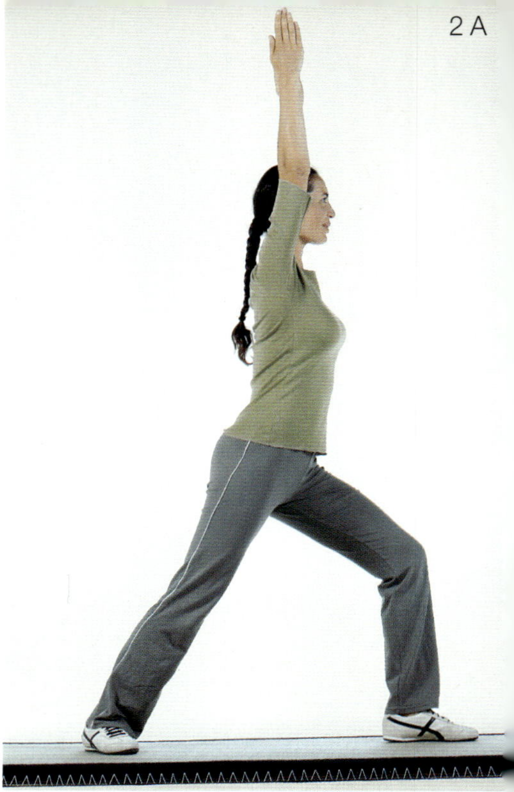
2 A

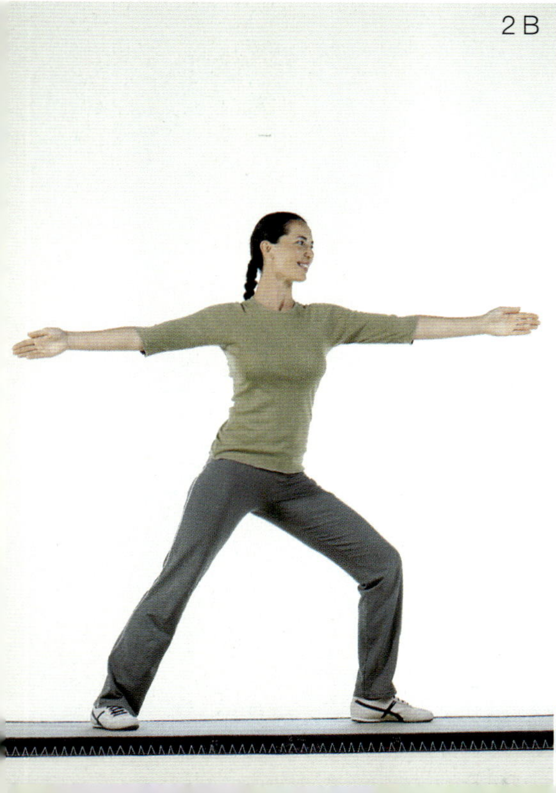
2 B

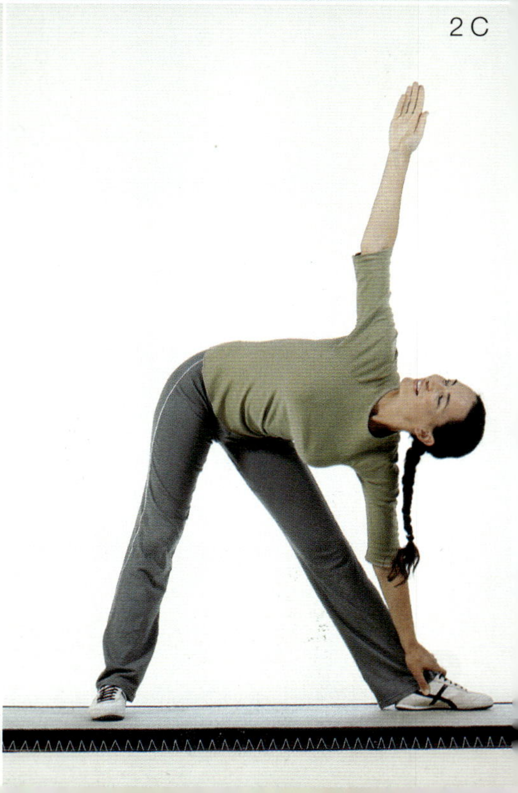
2 C

Exercice 3

A. Allongé sur le dos, jambes fléchies, pieds bien ancrés dans le sol.
B. Poussez sur vos fesses pour les décoller comme pour faire grimper votre pubis vers le ciel.

Gardez bien vos mains posées sur le ventre, inspirez en montant le ventre et le bas-ventre, et expirez en redescendant.
Enchaînez une dizaine de fois l'exercice au rythme de vos respirations.

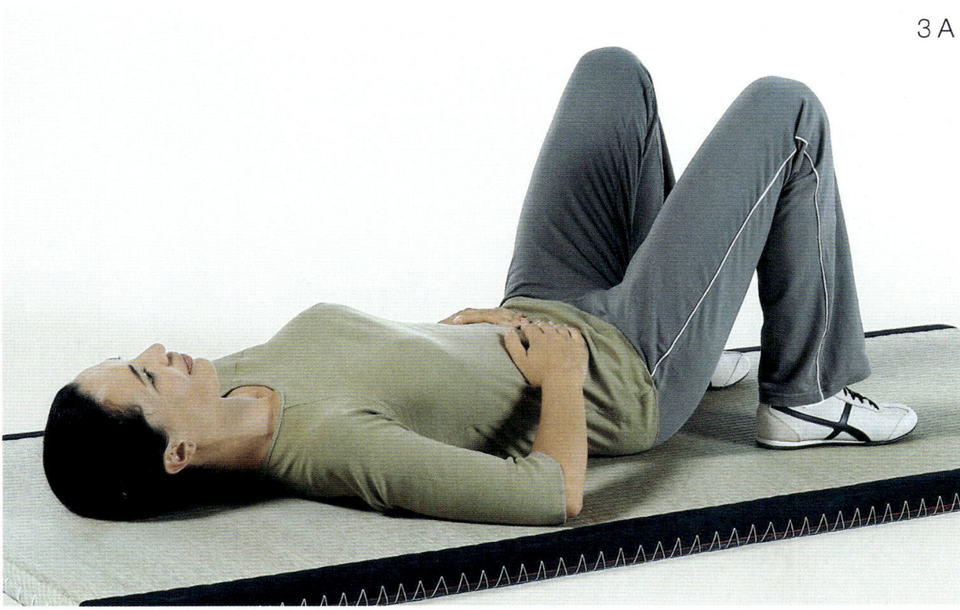
3 A

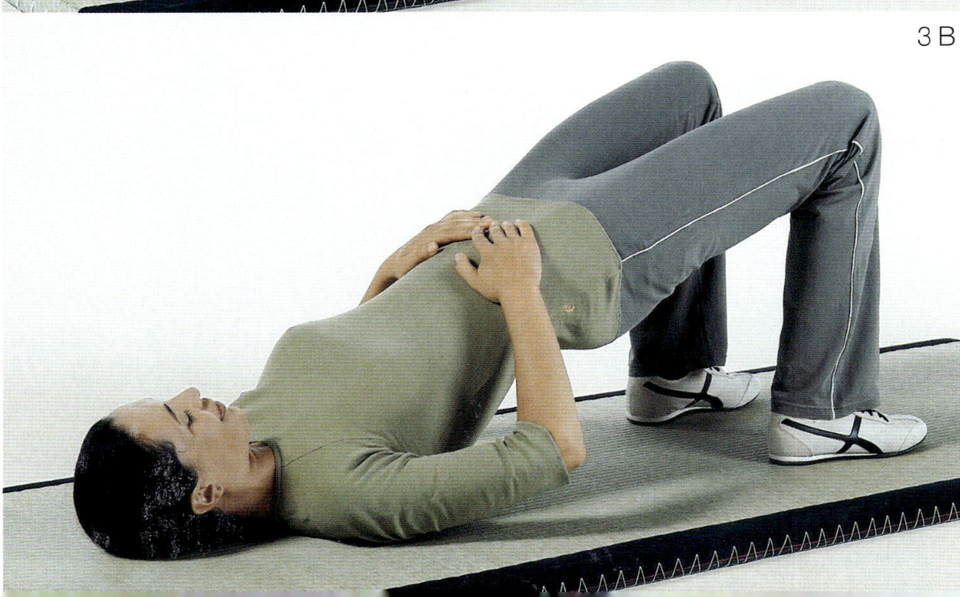
3 B

Exercice 4

A. Assis, jambes fléchies, plantes des pieds l'une contre l'autre, attrapez vos pieds avec vos mains.

B. Rentrez le ventre et, tout en expirant, inclinez le buste le plus possible vers l'avant, pour aller poser votre tête sur vos pieds. Gardez la posture quelques instants en respirant normalement et revenez doucement à la position initiale.

Exercice 5

A. Allongé sur le dos, pliez la jambe gauche vers le buste tout en levant le bras gauche derrière la tête, en inspirant.

B. Expirez en étendant la jambe vers le ciel (perpendiculairement au buste), puis inspirez à nouveau en repliant la jambe vers le buste. Enchaînez quatre à six fois de chaque côté.

Exercice 6

A. Allongé sur le dos, pliez la jambe gauche et bloquez-la sur le buste avec vos bras, tout en inspirant.

B. En expirant, redressez le buste pour venir poser le front sur le genou gauche. Expirez en rallongeant la jambe.

Recommencez de l'autre côté et enchaînez quatre à six fois de chaque côté.

4 A

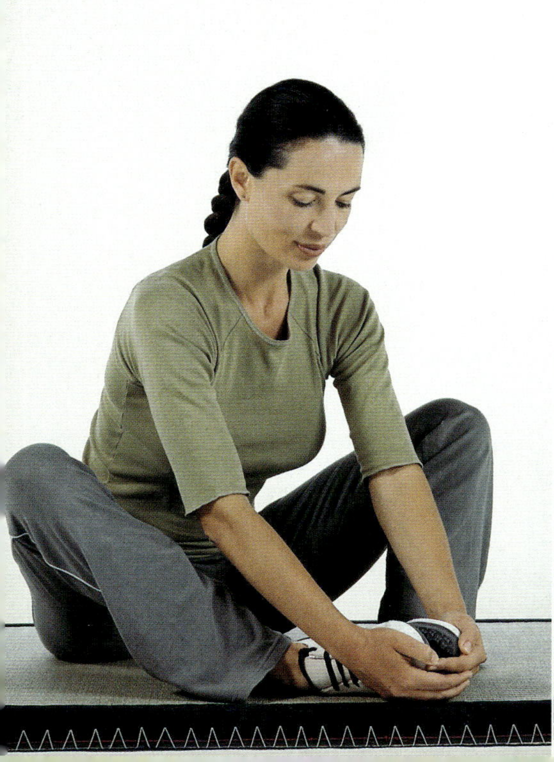

4 B

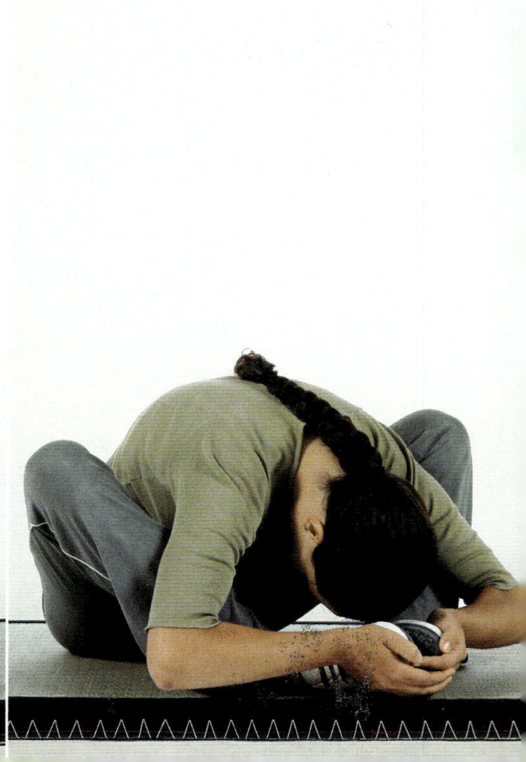

5A

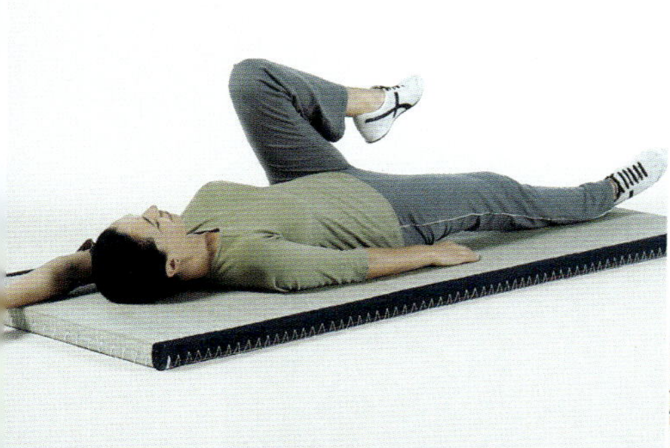

5B

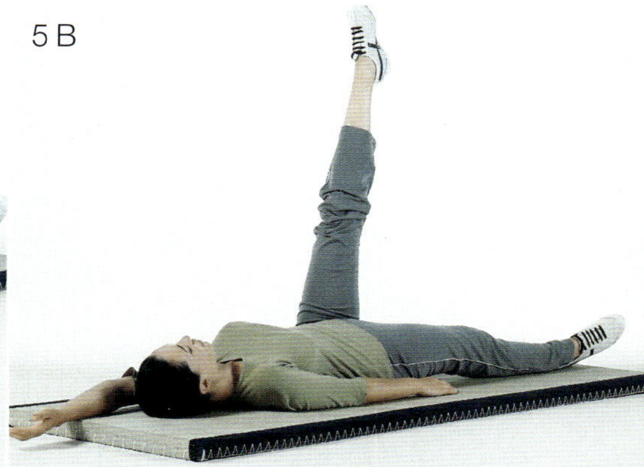

6A

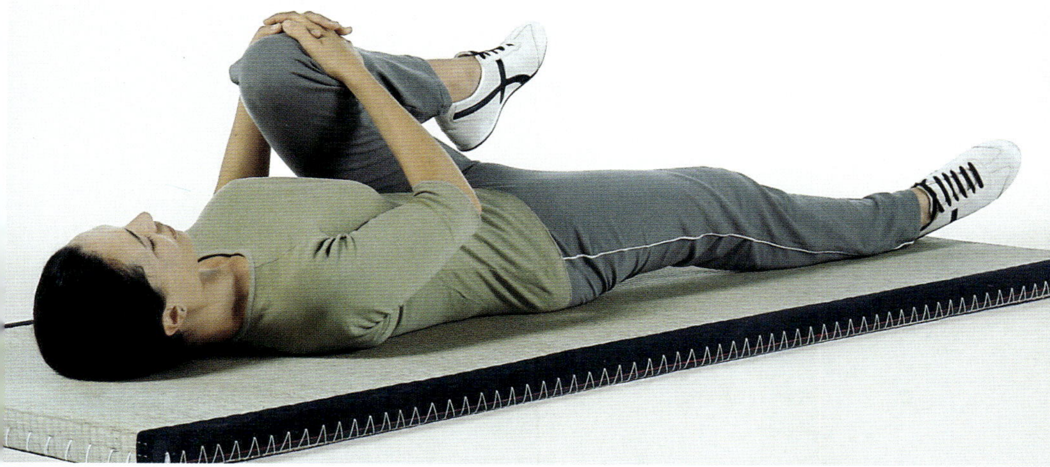

6B

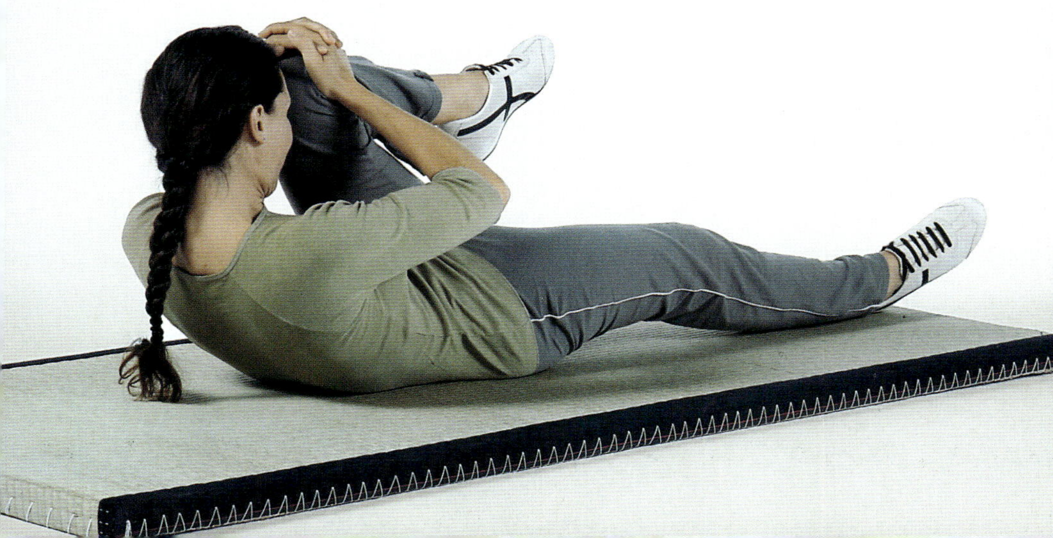

Exercice 7

Allongé sur le dos, amenez votre pied gauche du côté droit de votre corps en effectuant une torsion du buste, le bras gauche reposant au sol à l'horizontale. De votre main droite, attrapez le genou gauche, et tirez-le vers le sol le plus possible, pendant que l'épaule gauche reste, elle, bien collée au sol sur une expiration. Ce faisant, la tête se tourne du côté de l'épaule gauche (toujours du côté opposé au genou) ; gardez la posture en respirant normalement quelques instants puis faites le même exercice de l'autre côté.

Exercice 8

Allongé sur le dos, bras tendus derrière la tête, pointes de pieds en direction du ciel, enfoncez bien les talons dans le sol et étirez-vous au maximum à chaque inspiration profonde, en rentrant le ventre.
Recommencez quatre à six fois l'étirement.

Exercice 9

A. Assis, jambes fléchies devant vous et pieds au sol, bras tendus vers l'arrière et mains au niveau des fessiers.
B. Expirez en décollant le bassin du sol et en poussant sur les jambes pour envoyer le corps vers le plafond, comme si ce dernier devenait une table, et restez quelques secondes dans la posture. Revenez à la position initiale en inspirant.
Recommencez trois à quatre fois l'exercice au rythme de votre respiration.

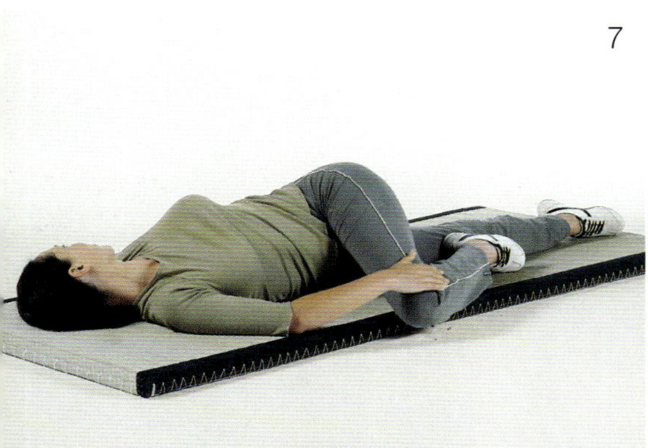
7

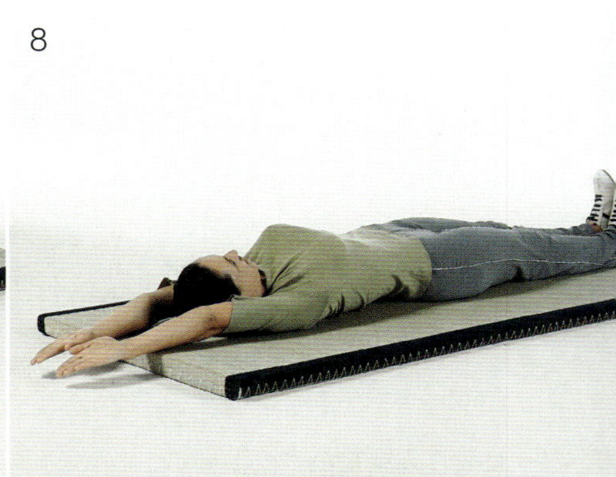
8

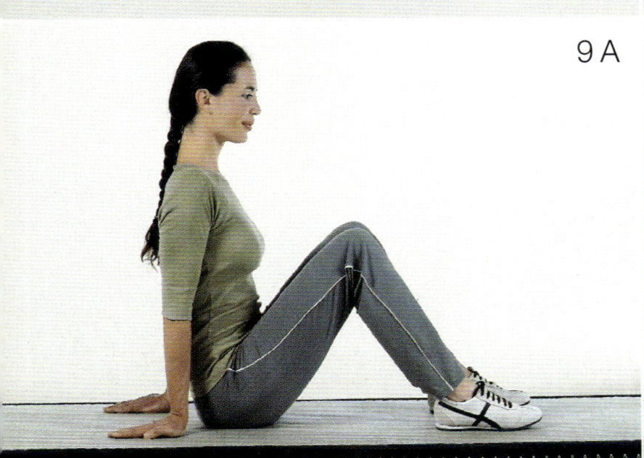
9 A

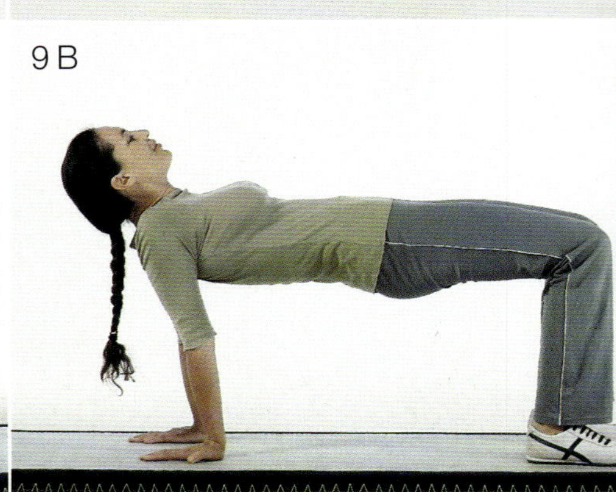
9 B

Exercice 10

Allongé sur le ventre, une jambe repliée sous le buste et l'autre jambe tendue, rentrez le ventre. Les bras sont tendus vers l'avant. Étirez-vous dans la position en respirant calmement puis changez de côté.

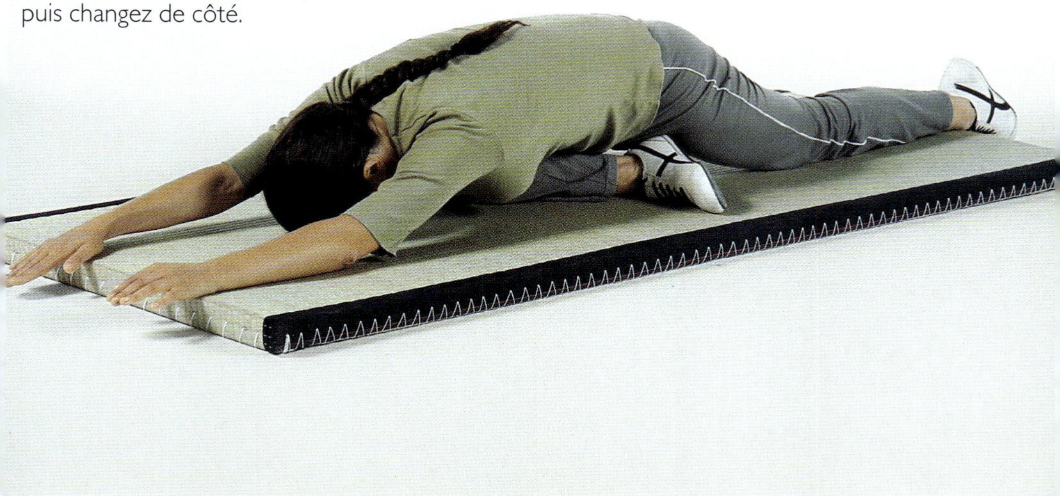

Exercice 11

À quatre pattes, levez un bras et la jambe opposée (bras droit, jambe gauche), et étirez-les complètement afin que le corps forme une ligne. Recommencez en changeant de côté (bras gauche, jambe droite). Expirez en levant le bras et la jambe puis respirez normalement en gardant la posture quelques instants. Relâchez dans l'expiration puis recommencez quatre à six fois de chaque côté.

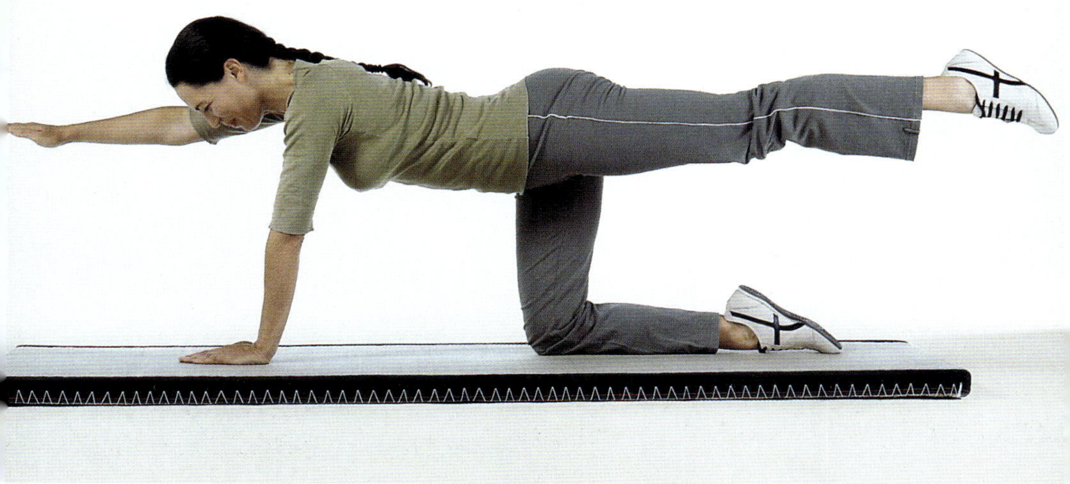

Exercice 12

Assis en équerre, jambes écartées, une jambe tendue et l'autre fléchie, un avant-bras posé sur le sol, l'autre bras au-dessus de la tête, inclinez-vous sur le côté. Respirez calmement en gardant la posture quelques instants puis procédez de la même manière de l'autre côté. Recommencez quatre à six fois l'exercice de chaque côté.

Exercice 13

Allongé à plat ventre, pliez les deux jambes en approchant vos pieds de vos fesses. Avec les mains, attrapez vos pieds. Sur l'inspiration, relevez doucement le buste en position du cobra. Maintenez la position quelques instants en respirant normalement. Relâchez sur une expiration et recommencez une nouvelle fois l'exercice.

Exercice 14

A. Allongé à plat ventre, étirez un bras et une jambe opposés en les décollant du sol (jambe gauche, bras droit ou l'inverse), puis changez de côté.

B. Continuez en décollant ensemble les deux bras et les deux jambes. Respirez normalement, gardez quelques instants chaque posture avant de les inverser. Recommencez l'exercice quatre à six fois de chaque côté.

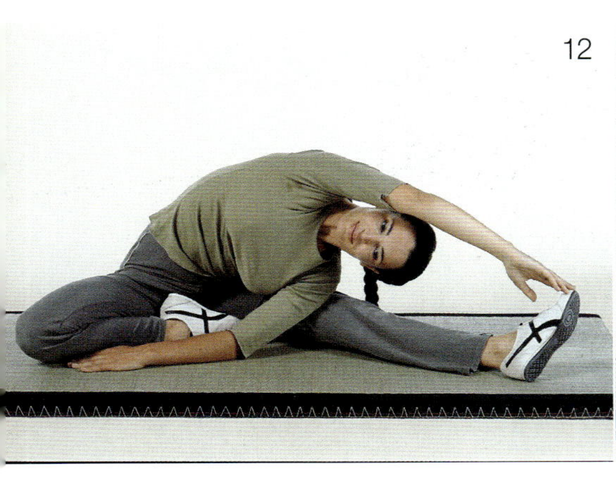
12

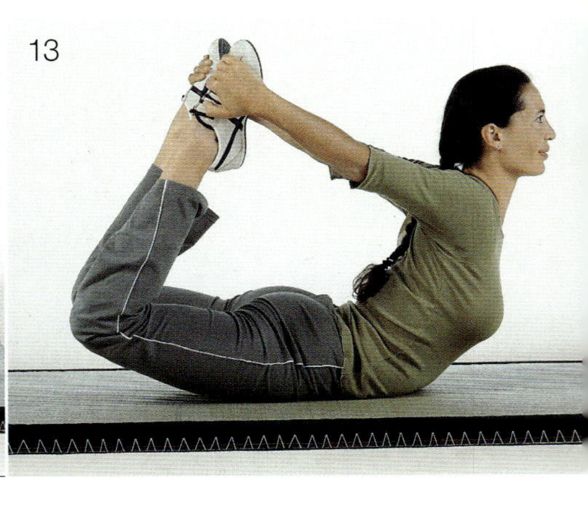
13

14 A

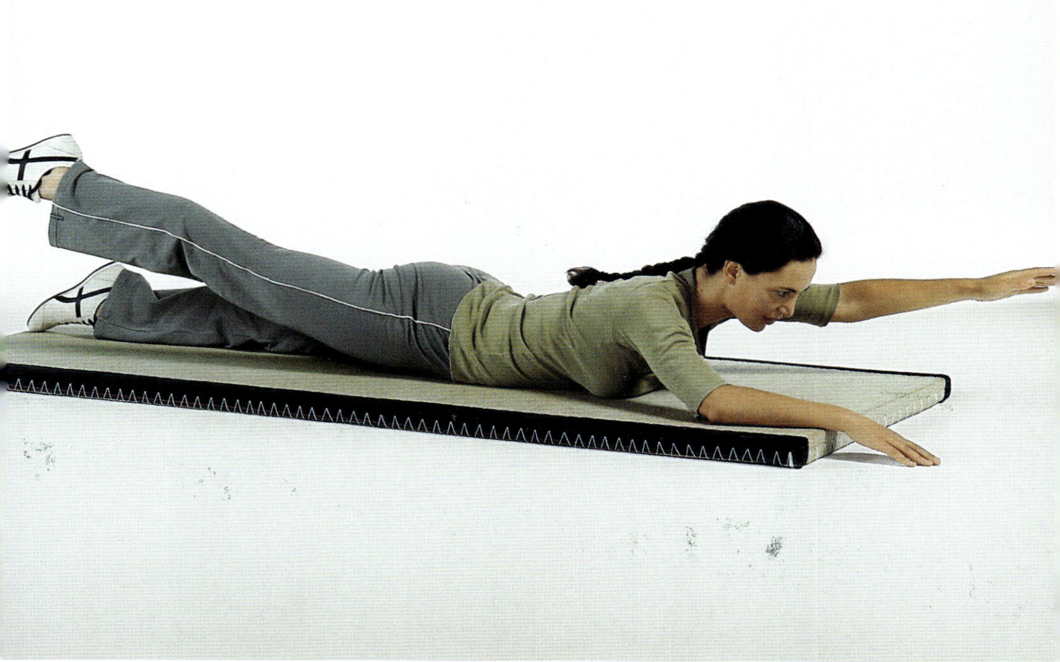

14 B

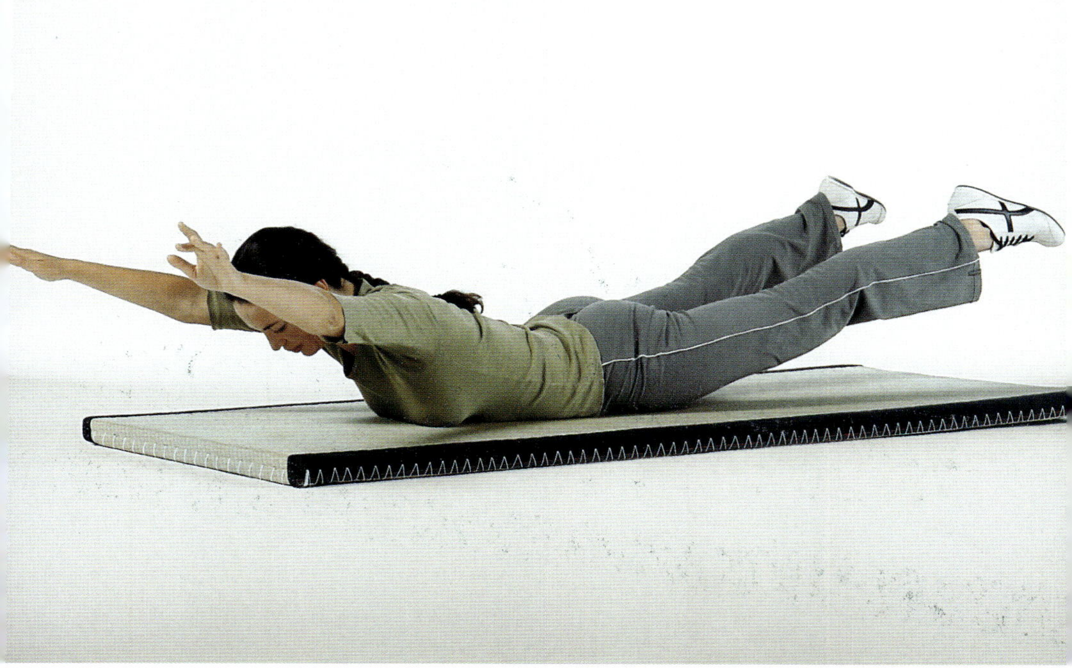

15 A

Exercice 15

A. À genoux, enroulez le buste, les bras derrière le corps et les mains aux pieds, pour aller poser le front sur le sol.

B. Recommencez l'exercice avec les bras tendus devant vous. Restez dans la posture en vous relaxant, tout en respirant calmement et profondément.

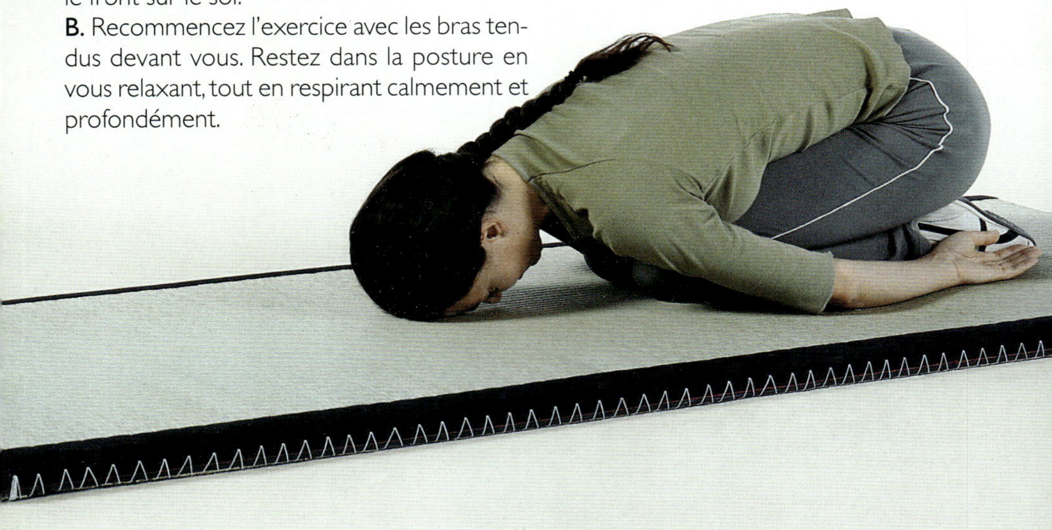

15 B

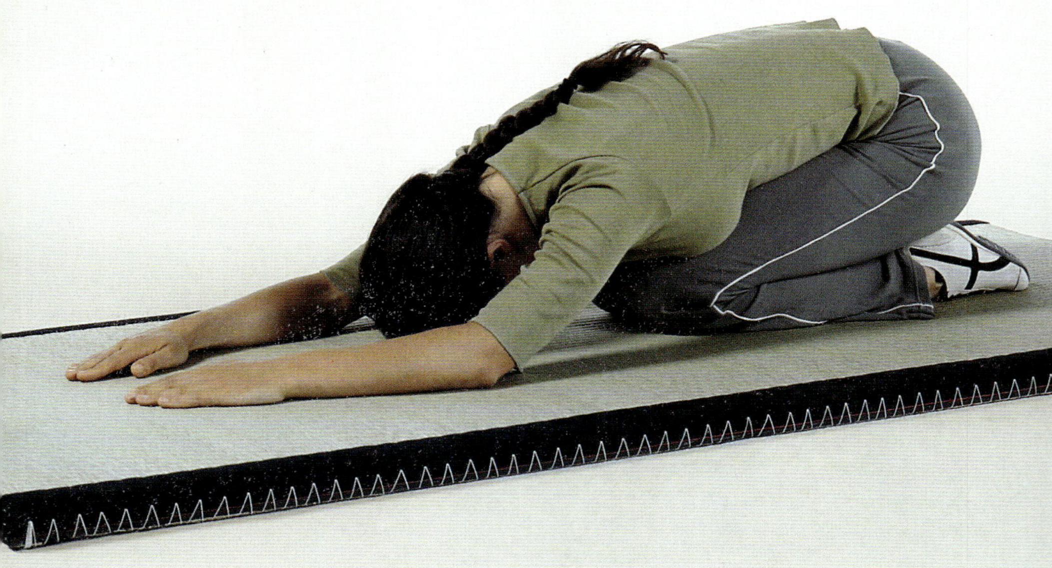

16

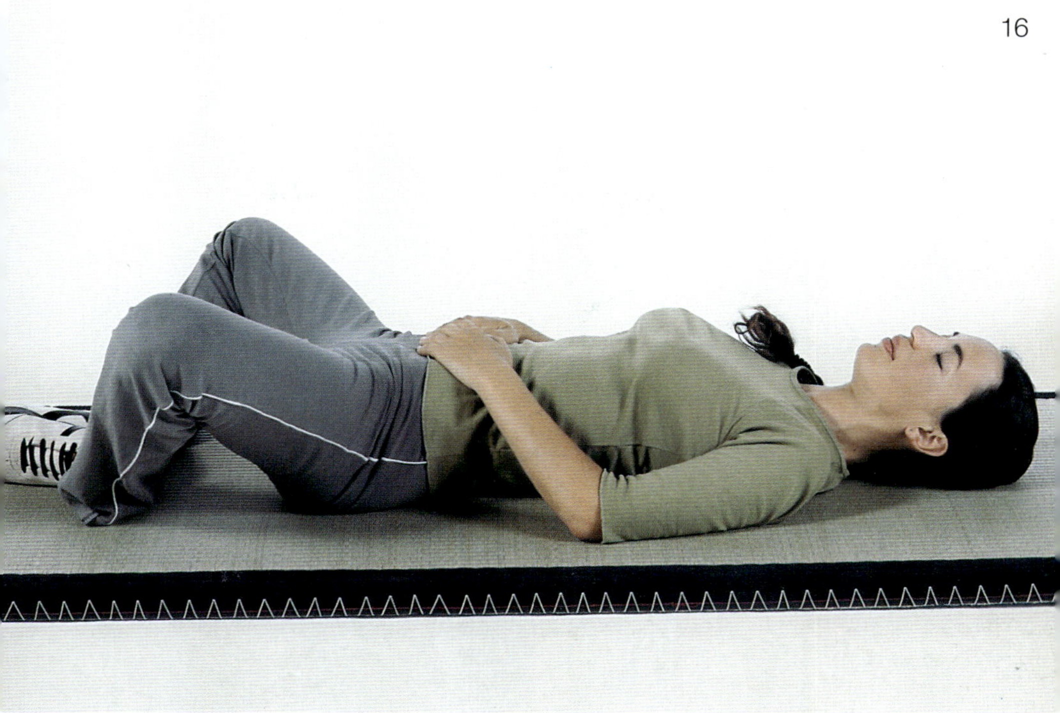

17

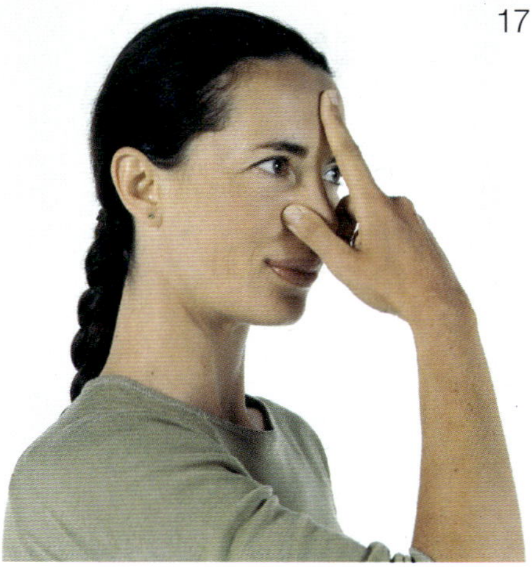

16. Posture finale de relaxation

Allongé, jambes « en grenouille » (pieds joints et cuisses ouvertes), respirez lentement avec le ventre pour conclure la séance, pendant une à deux minutes. Avec vos mains posées l'une sur l'autre, vous pouvez également vous masser le ventre en effectuant des cerclages dans le sens des aiguilles d'une montre.

17. Exercice final de respiration

Terminez votre séance par un exercice de respiration alternée : inspirez par la narine droite en bouchant la narine gauche avec un doigt. Bloquez votre respiration. Relâchez la narine gauche, expirez par celle-ci tout en bloquant la narine droite. Inspirez par la narine gauche (la droite est toujours bouchée). Bloquez. Relâchez la narine droite et expirez par celle-ci pendant que vous bouchez la gauche et ainsi de suite… À chaque inspiration, rentrez le ventre. Continuez une à deux minutes. Rentrez votre ventre et contractez légèrement le périnée pendant toute la durée de l'exercice.

Une séance de qi gong du ventre

Bien plus qu'une simple gymnastique de santé, le qi gong (ou « travail de l'énergie ») est une véritable médecine asiatique, au même titre que l'acupuncture. Longtemps resté secret, cet art permet de capter et de réunir l'énergie (celle, Yang, venue du ciel et celle, Yin, issue de la terre) et de la faire circuler librement dans le corps pour éviter les blocages responsables de maladies.

En pratique...

Bien « enraciné » dans le sol, on effectue des enchaînements de gestes lents et codifiés qui permettent un automassage énergétique et une mise en mouvement de l'énergie du corps – exactement comme pour un shiatsu. C'est tout à la fois un travail sur les organes internes et sur les émotions, qui sont associés en médecine chinoise.

Ces chorégraphies sans déplacement, pendant lesquelles l'attention est portée sur la respiration, sont accessibles à tous, même au profane, et ne demandent aucune force physique, juste de la concentration. Les Chinois répètent les enchaînements chaque matin, mais effectuer une ou deux séances par semaine porte déjà ses fruits.

Quelques conseils

- Effectuez des mouvements réguliers, très doux, les plus fluides et enchaînés possible.
- Concentrez-vous sur le mouvement, soyez présent à ce que vous faites. Comme le dit le dicton chinois : « Là ou la pensée va, l'énergie va. »
- Veillez tout particulièrement à votre respiration qui, elle aussi, doit être ample, douce, régulière et fluide...
- Cette séance dure environ 30 mn. Vous pouvez choisir seulement certains exercices si vous ne disposez pas d'assez de temps pour une séance complète. Dans ce cas, privilégiez ceux que vous avez le plus de plaisir à pratiquer et pour lesquels vous sentez votre énergie se mettre en mouvement.

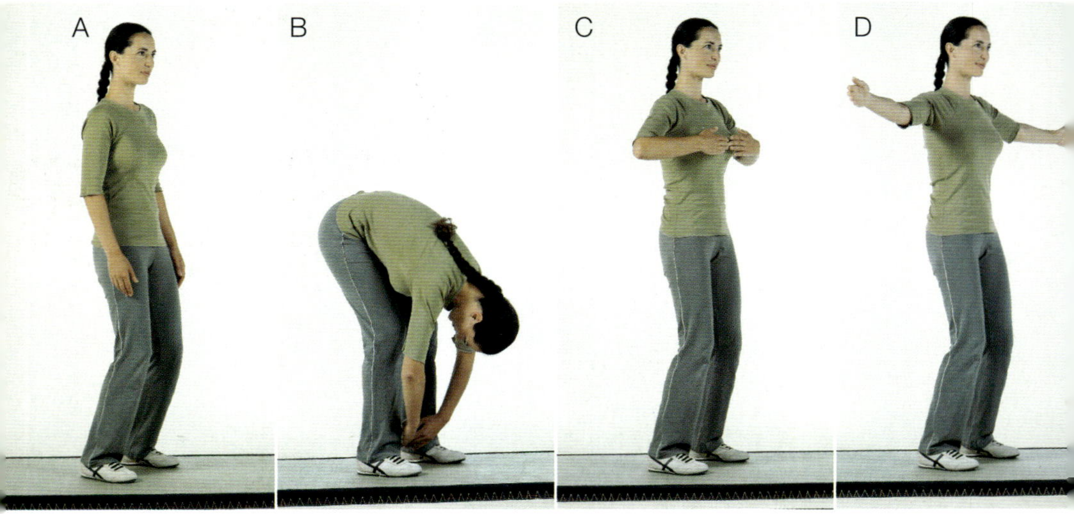

La douche énergétique

Il s'agit d'un échauffement pour relancer la circulation de l'énergie.

A. Debout, placez les bras le long du corps, les pieds écartés de la largeur des épaules, les genoux légèrement fléchis.

B. Penchez-vous en avant.

C. Sur l'inspiration, remontez les mains le long de la face interne des jambes puis le long du ventre jusqu'au plexus.

D. Ouvrez les bras perpendiculairement de chaque côté du corps.

E. Montez-les à la verticale.

F. En expirant, redescendez les mains derrière la nuque.

G. Passez-les sur les épaules, devant la poitrine et le ventre.

H. Glissez-les dans le dos pour descendre au niveau des vertèbres lombaires puis redescendez le long des jambes (du côté postérieur) jusqu'aux pieds.

Pratiquez l'exercice sur une ou deux séries de 9 répétitions.

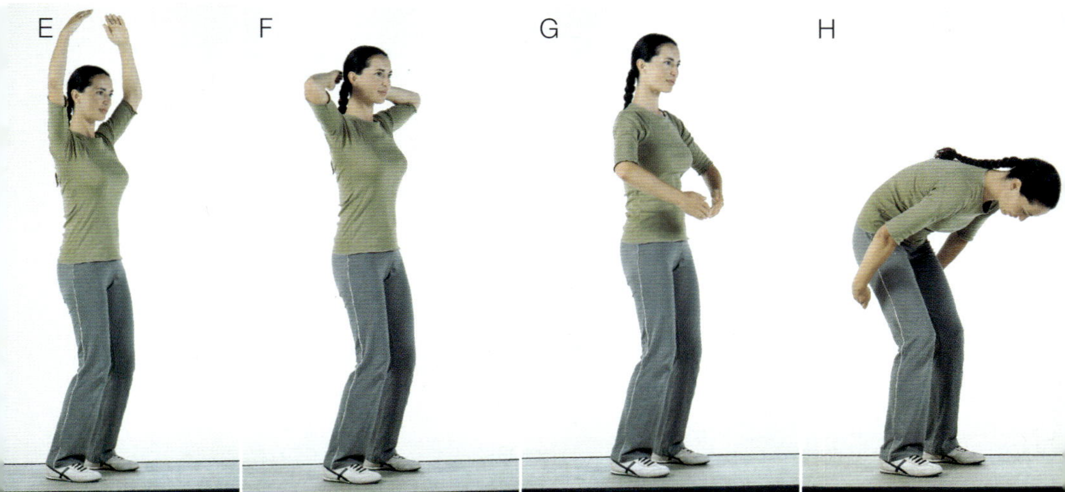

1. Chasser les cent maladies

Debout, les pieds écartés de la largeur des épaules, les genoux légèrement fléchis, bras le long du corps et avant-bras et mains perpendiculaires comme s'ils étaient posés sur l'accoudoir d'un fauteuil. Secouez tout le corps comme si vous étiez un pantin tenu par un fil au sommet du crâne.
Laissez faire les oscillations naturelles qui s'installent pendant une ou deux minutes, en relâchant tout le corps, particulièrement les tensions au niveau de l'abdomen.

2. Mouvement respiratoire

Debout, bras le long du corps, pieds écartés et genoux légèrement fléchis.
A. Sur l'expiration, levez doucement les bras.
B. Sur l'inspiration, redescendez-les aussi très doucement, le plus naturellement possible, comme s'ils étaient posés sur un gros ballon qui redescendait lui aussi mollement.
Cet exercice doit être fait très régulièrement, lentement, en calmant sa respiration grâce à la gestuelle.
Pratiquez ces mouvements pendant une à deux minutes au rythme de votre respiration.

3. Mouvement respiratoire, (suite)

Recommencez le même exercice que précédemment, mais terminez chaque élévation de bras en les ouvrant à l'horizontale, pour amplifier la respiration.
Terminez en refaisant une série durant une à deux minutes.

1

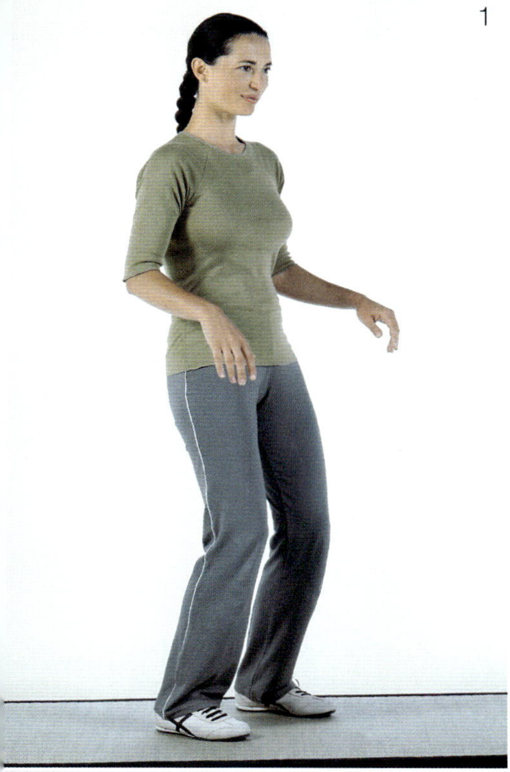

2A

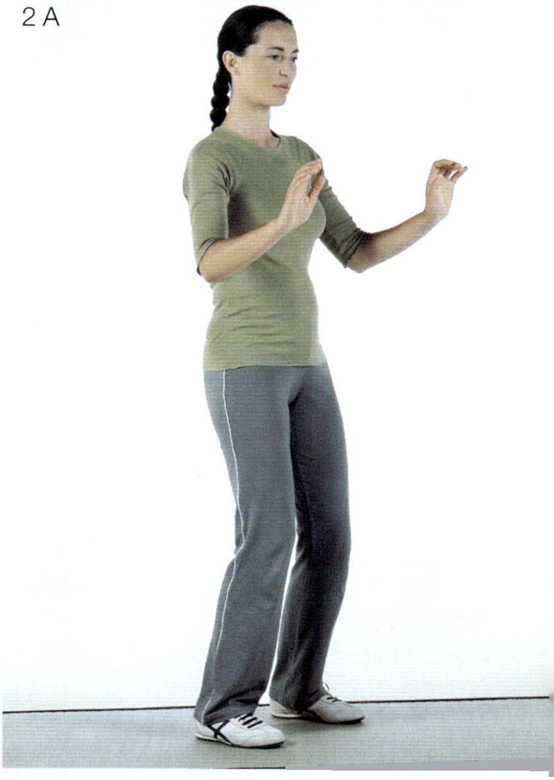

2B

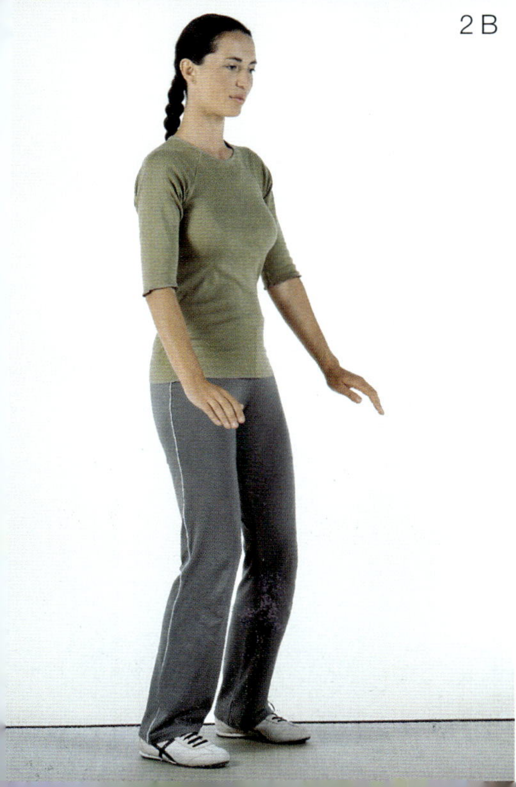

3

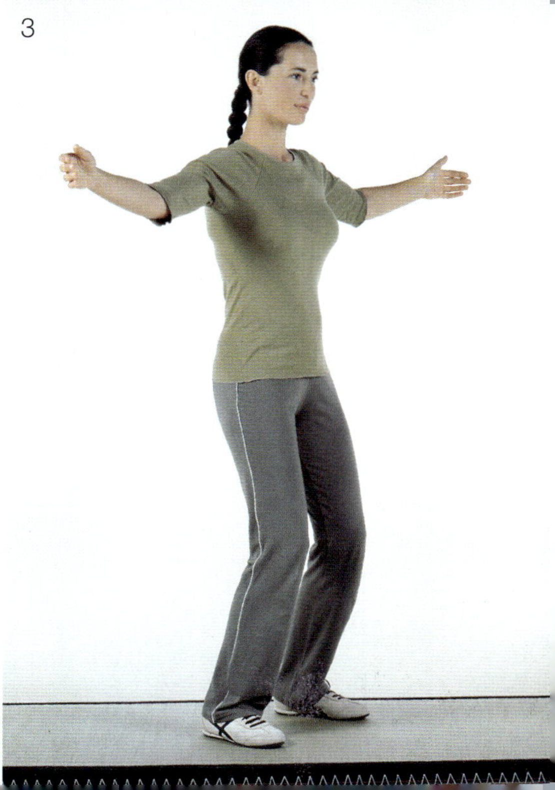

1. Massage du Dan Tien

Les deux paumes de mains l'une sur l'autre, massez doucement votre abdomen dans le sens des aiguilles d'une montre. Pratiquez une série de 9 cerclages en profondeur.

2. Étirements

Debout, pieds largement écartés, penchez-vous sur le côté gauche, un coude sur la cuisse et l'autre bras dans le dos. Respirez profondément et étirez tout le flanc (en prenant appui sur la jambe sur laquelle repose le coude). La tête suit naturellement le mouvement du corps et regarde vers le ciel. Changez ensuite de côté. Restez quelques secondes dans chaque position en respirant calmement et profondément.

3. Le roseau se balance

A et B. Debout, les bras le long du corps, les pieds écartés de la largeur des épaules, les genoux légèrement fléchis, balancez les mains devant vous, d'un côté puis de l'autre. Expirez quand elles montent, inspirez quand elles descendent. Commencez tout doucement puis donnez de l'amplitude à vos mouvements, tout en restant lent et régulier, comme si vous balanciez un ballon. Faites une série de mouvements durant une à deux minutes en ressentant bien l'énergie se diffuser dans tout votre corps.

1

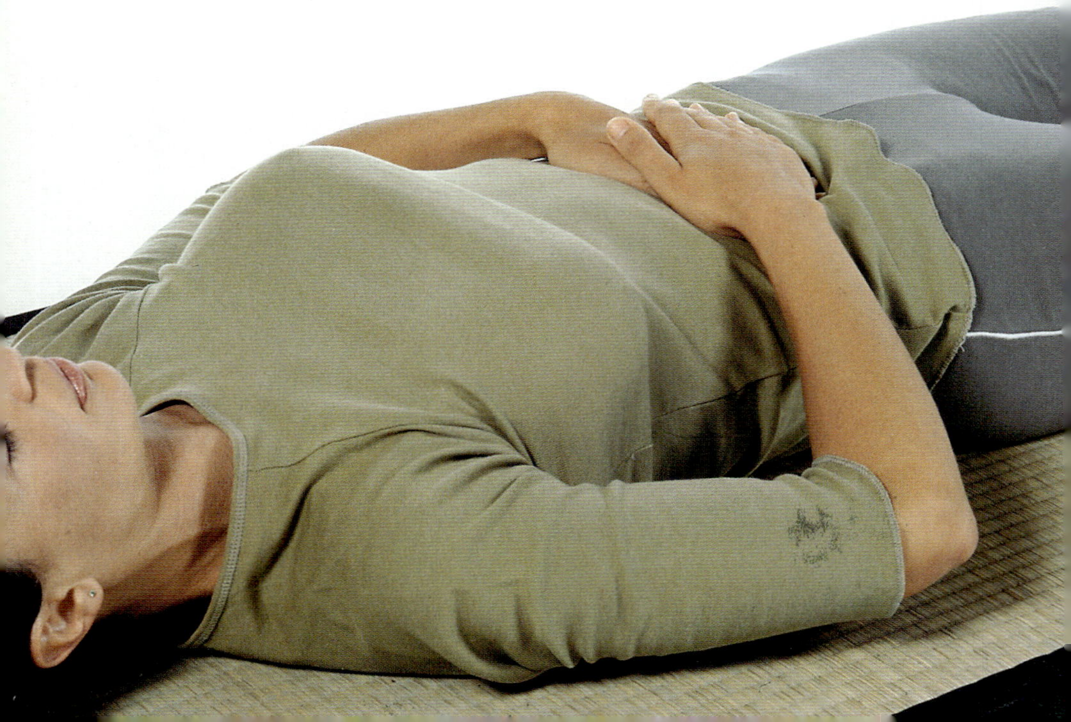

2

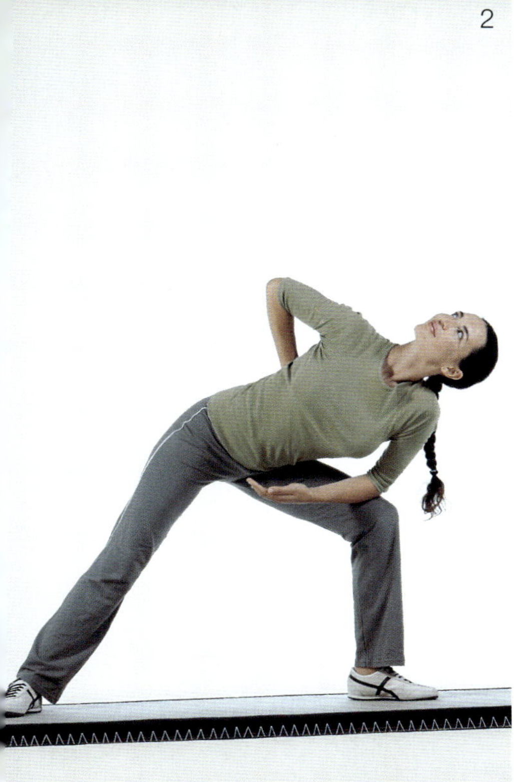

3A

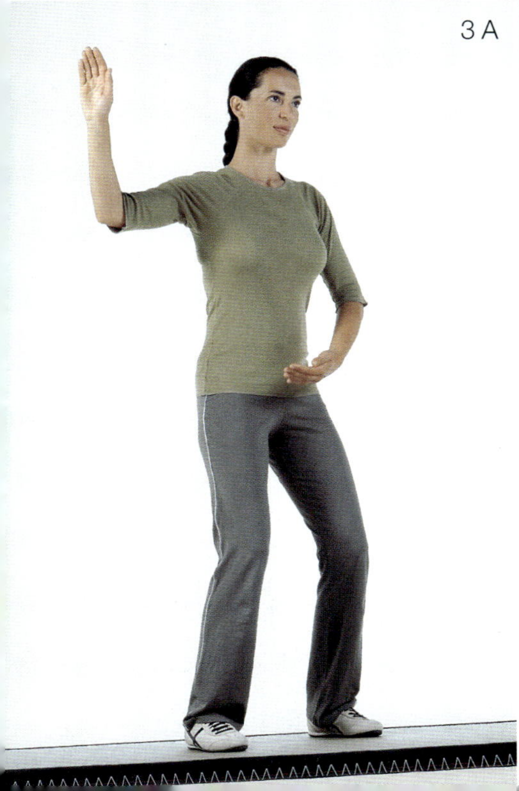

3B

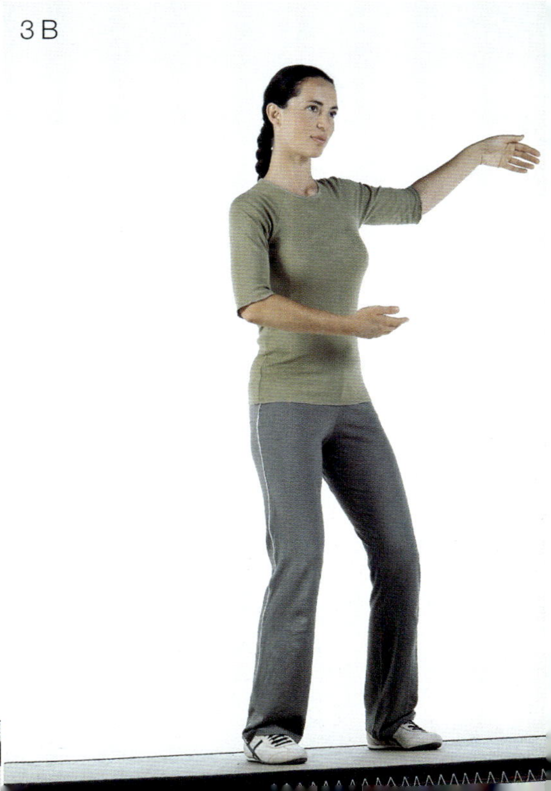

1. Étirement en spirale

A. Bras en l'air comme si vous teniez un ballon au-dessus de votre tête.

B. Tournez-vous lentement d'un côté puis de l'autre, en poussant à la fois sur vos pieds et sur vos bras pour étirer toute la colonne vertébrale et l'abdomen.

Pratiquez deux à quatre mouvements de chaque côté en étirant tout votre corps et en respirant profondément.

2. Le sage lisse sa barbe

Cet exercice permet de rassembler l'énergie dans le ventre.

A. Avec vos bras et vos mains, faites des mouvements enchaînés devant le buste et le ventre comme si vous lissiez une très longue barbe pendant une à deux minutes.

B. Puis, du bout de vos deux index, appuyez fort sur un point situé deux centimètres au-dessus du nombril, tout en soufflant et en enroulant le buste.

3. Nager dans le vent

A. Debout, une jambe devant l'autre, penchez-vous en avant et, avec vos bras, allez chercher loin devant vous l'énergie.

B. Ramenez-la vers vous en inspirant (et en changeant d'appui de pieds).

Puis, comme si vous nagiez, reprenez le mouvement vers l'avant.

Pratiquez une ou deux séries de neuf mouvements consécutifs. Recommencez en changeant de jambe.

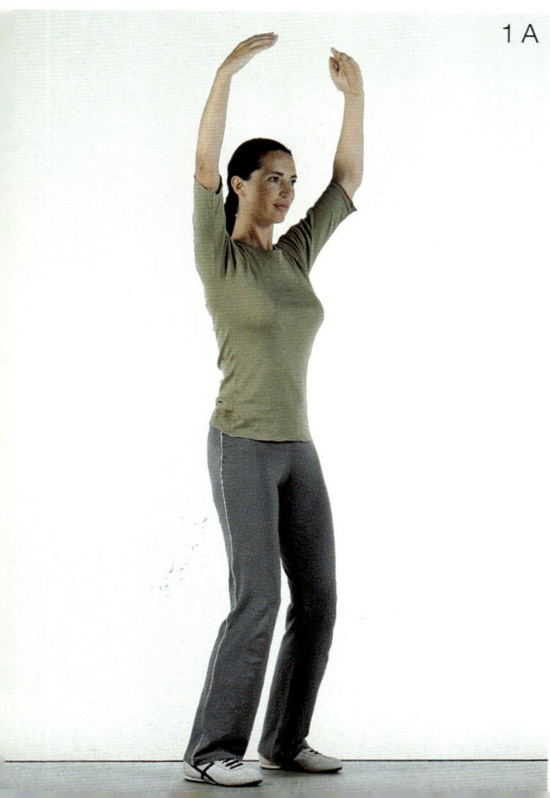

1 A

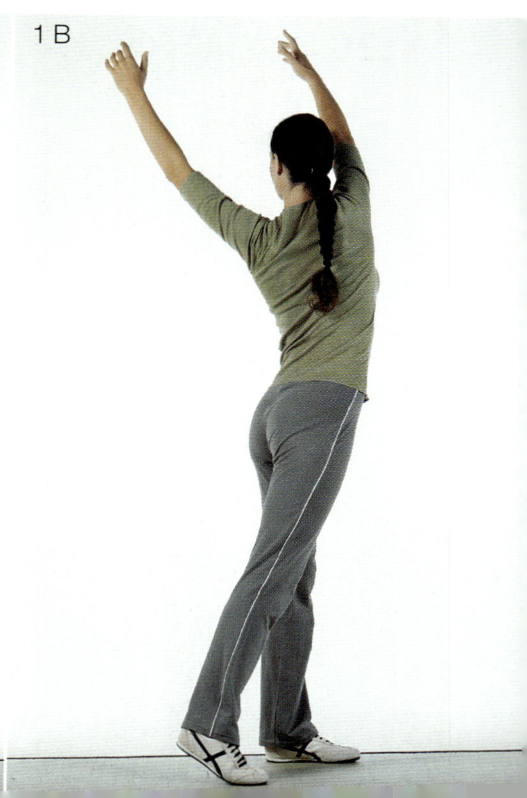

1 B

2A 2B

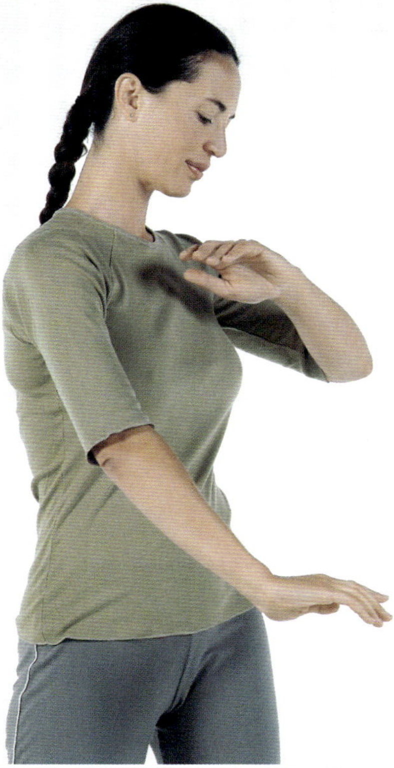

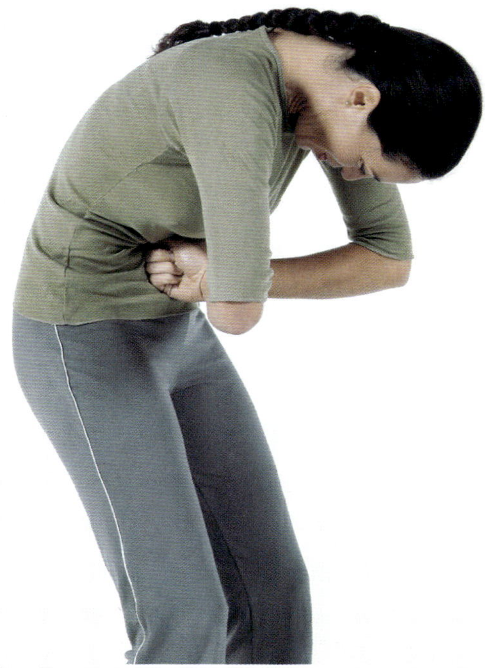

3A 3B

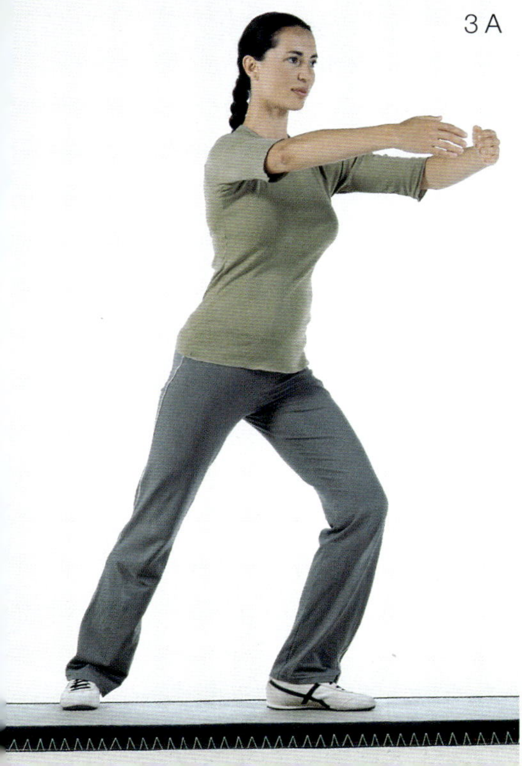

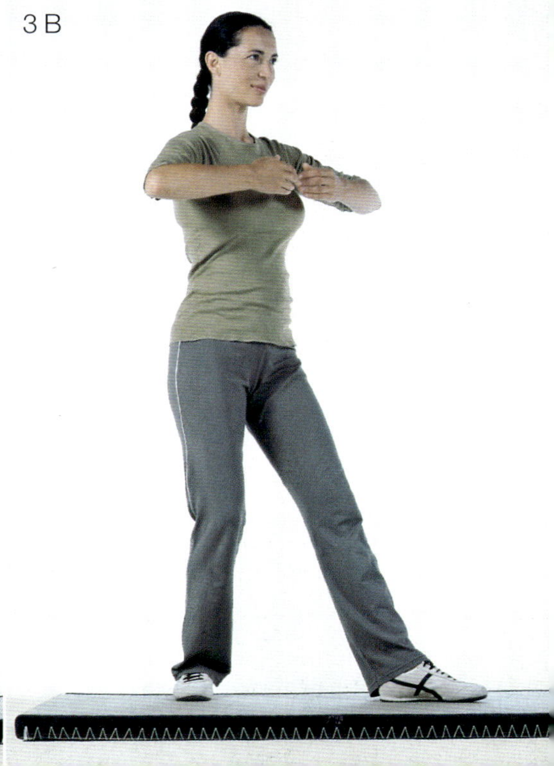

1 A

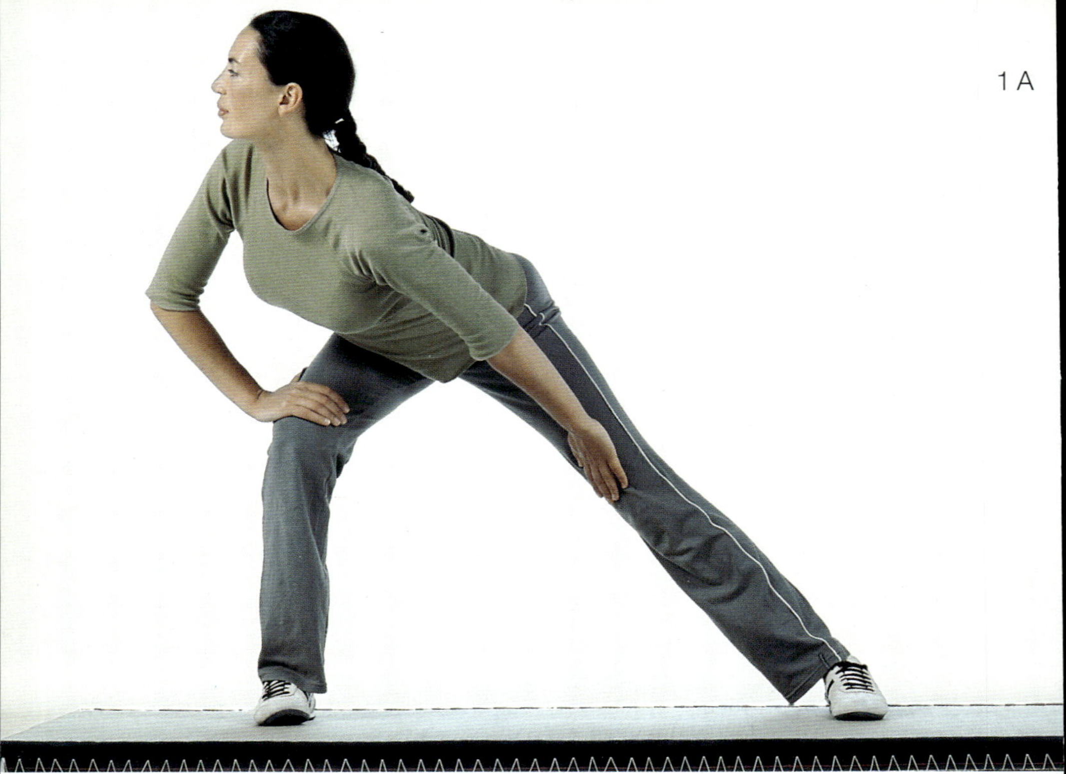

1 B

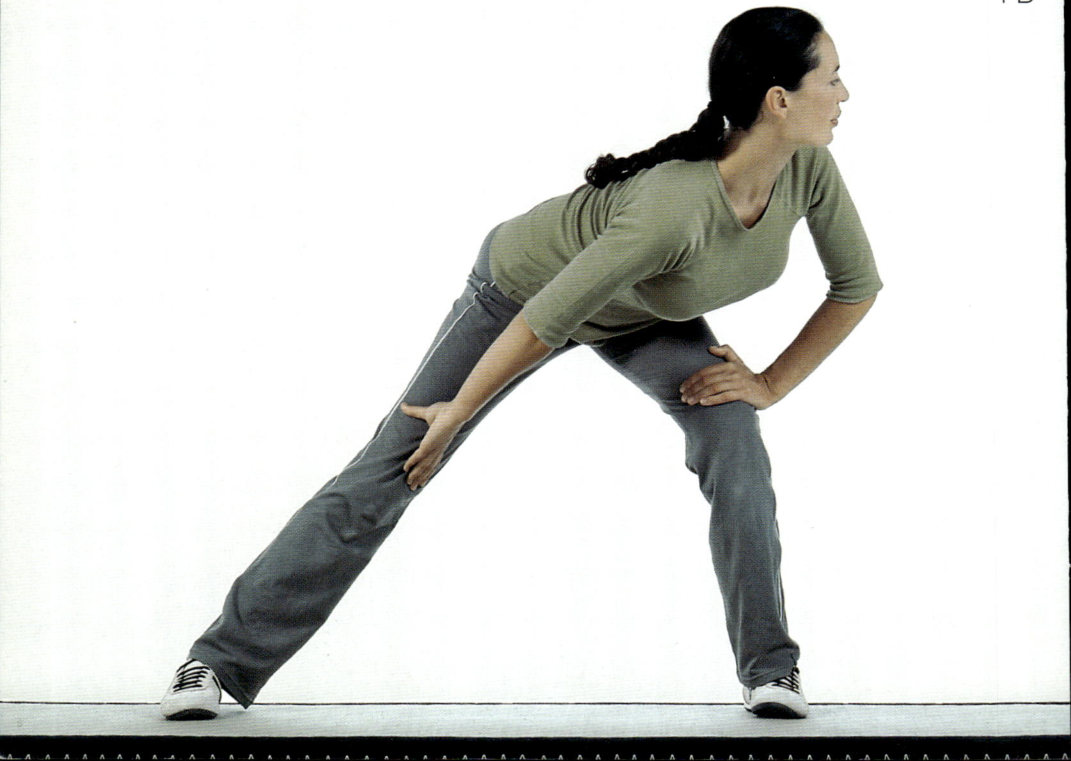

1. Le singe se balance

A et B. Debout, pieds largement écartés, posez les deux mains sur vos cuisses et balancez-vous d'un côté puis de l'autre en effectuant un mouvement complet. La tête suit naturellement le mouvement, les épaules sont relâchées. Pratiquez quatre à six fois de chaque côté.

2. Tendre la main en direction de la lune

A. Debout, pieds écartés et genoux légèrement fléchis, montez le bras droit vers la gauche, paume vers le ciel comme si vous alliez chercher quelque chose.

B. Puis redescendez le bras, paume de main vers le sol. Faites travailler les deux mains en continu en enchaînant les mouvements quatre à six fois de chaque côté.

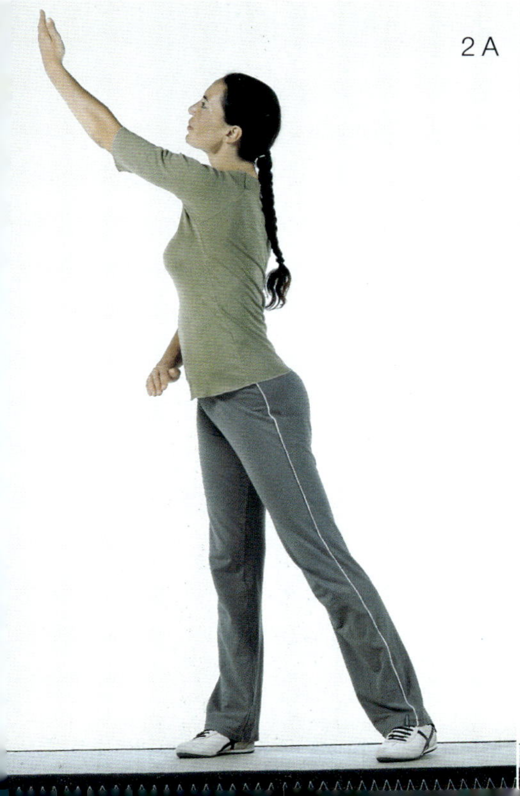
2A

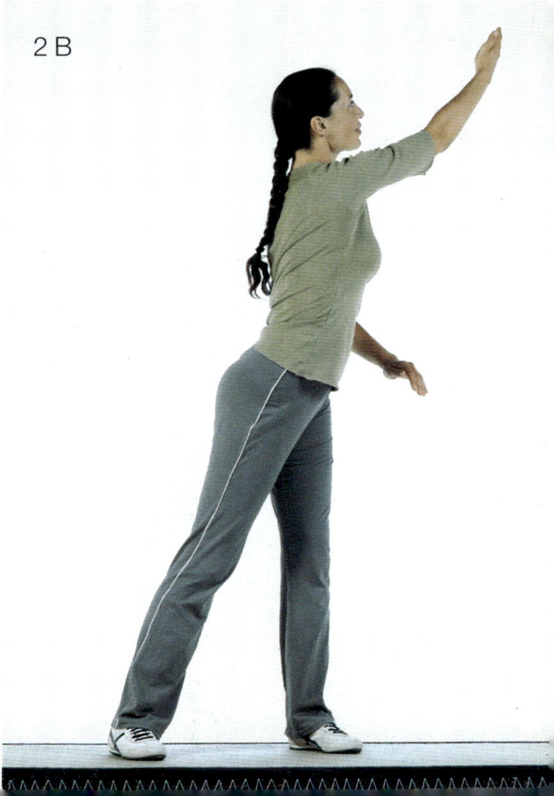
2B

1. Le sage salue le soleil

A. Debout, pieds écartés et genoux légèrement fléchis, réunissez les mains devant vous, paumes jointes devant le pubis.

B. Puis montez-les vers le ciel tout en vous penchant vers l'arrière (la tête suit le mouvement).

C. Ensuite, séparez les mains en redescendant les bras de chaque côté du corps, les paumes tournées vers le sol.

Refaites l'exercice une à deux fois de suite en prenant soin de ménager votre dos.

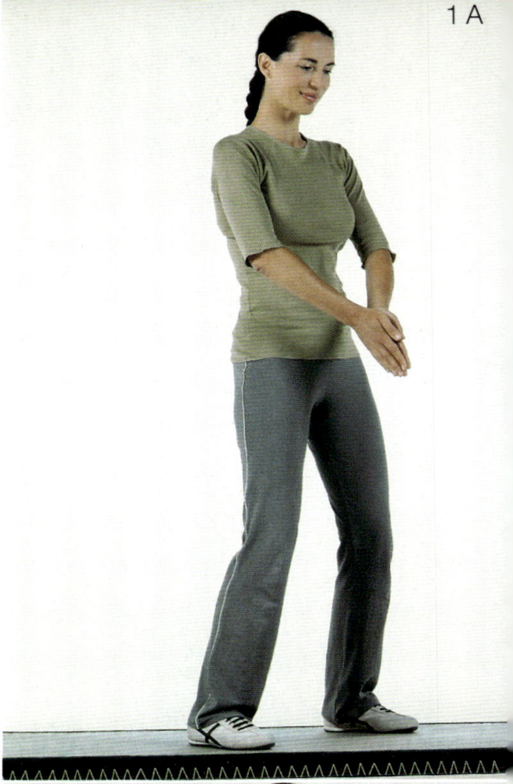

1 A

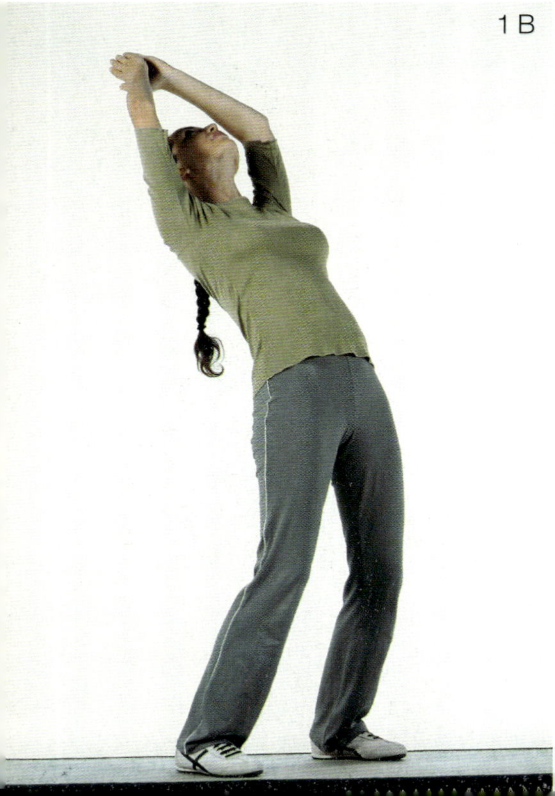

1 B

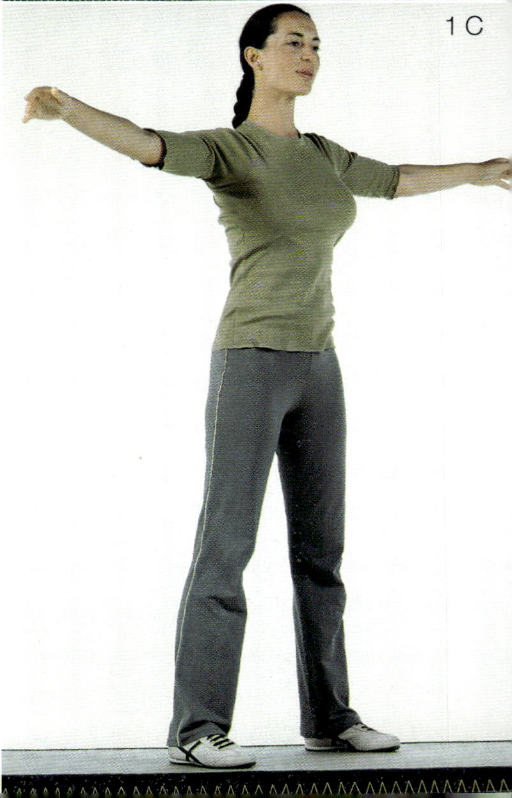

1 C

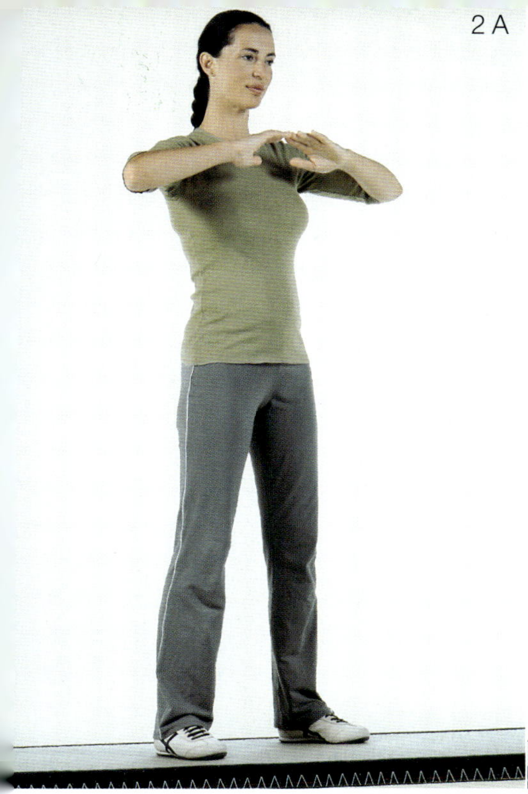

2 A

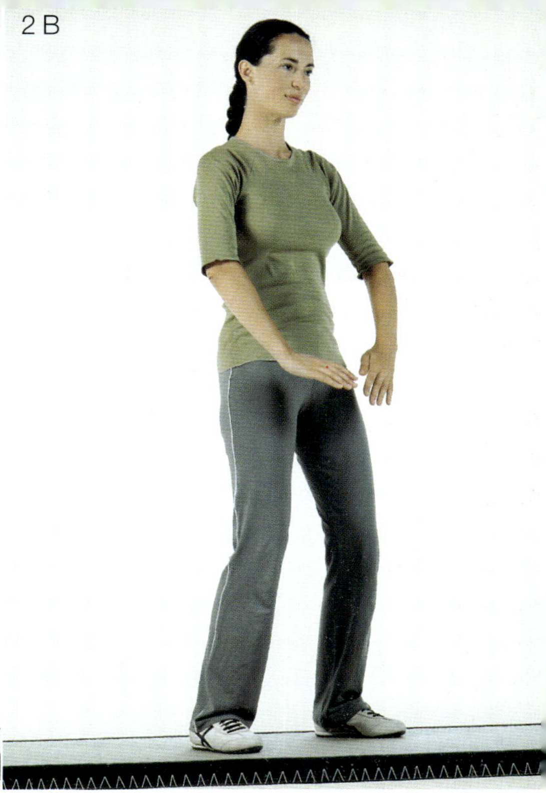

2 B

2. Ramener l'énergie au Dan Tien

A. Debout, pieds écartés et genoux légèrement fléchis, bras sur les côtés du corps, remontez bras et mains jusqu'au menton.
B. Puis redescendez-les, paumes vers le sol, en un va-et-vient très doux au rythme de votre respiration.
Pratiquez ainsi deux à trois minutes en calmant progressivement votre mental.

3. Concentrer l'énergie au Dan Tien

Mains devant le ventre au niveau du Dan Tien (pour les hommes, main gauche dessous et main droite dessus ; pour les femmes, main droite dessous et main gauche dessus, mais dans tous les cas, sans que celles-ci se touchent), restez quelques dizaines de secondes immobile pour concentrer l'énergie dans votre abdomen.

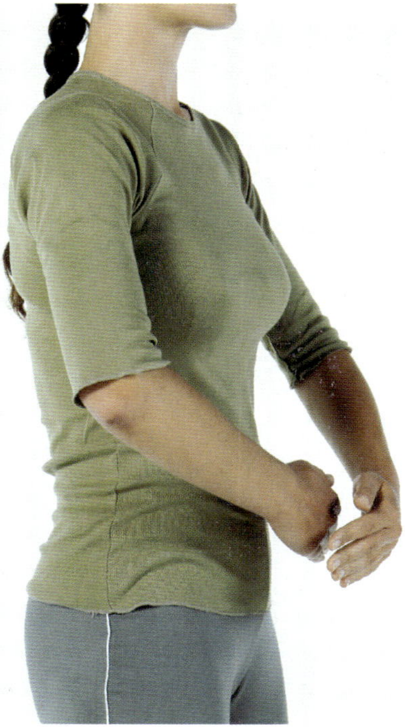

3

Annexes

Méridiens de l'estomac, de la rate et du vaisseau conception

- **Méridien de l'estomac**
- **Méridien de la rate**
- **Méridien du vaisseau conception**

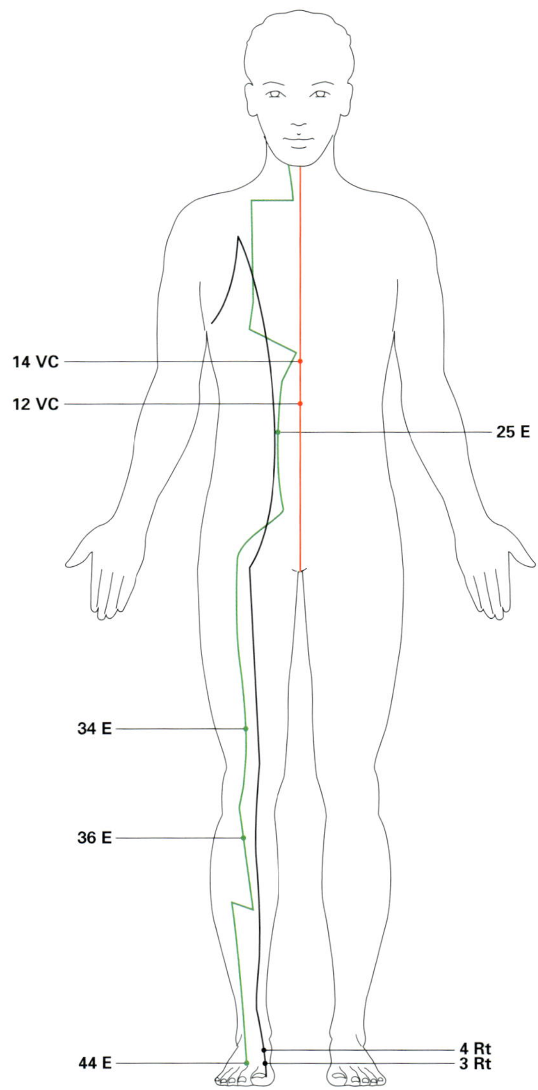

Méridien de la vessie

Méridien de la vessie

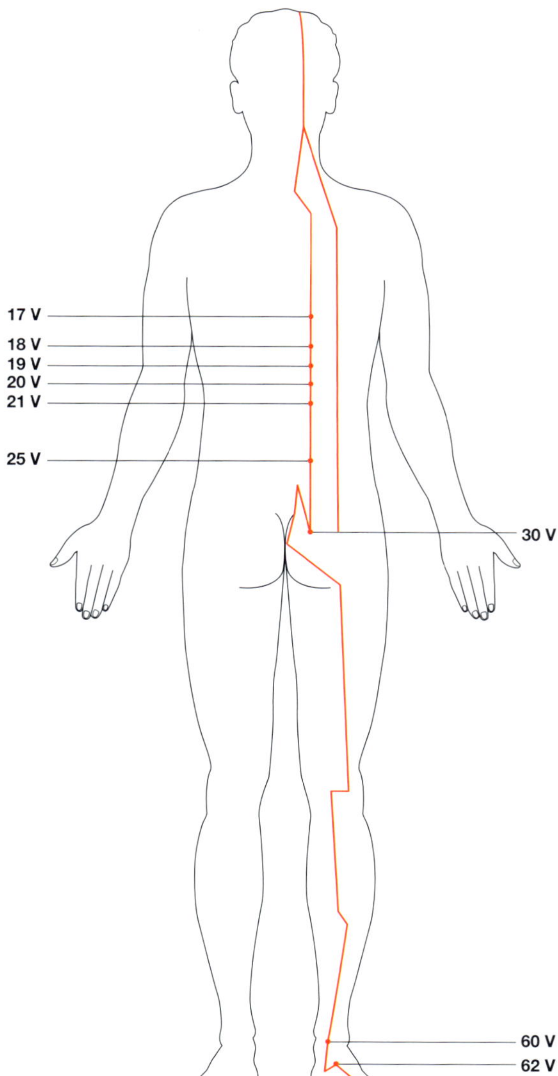

Neuf points imaginaires autour du nombril

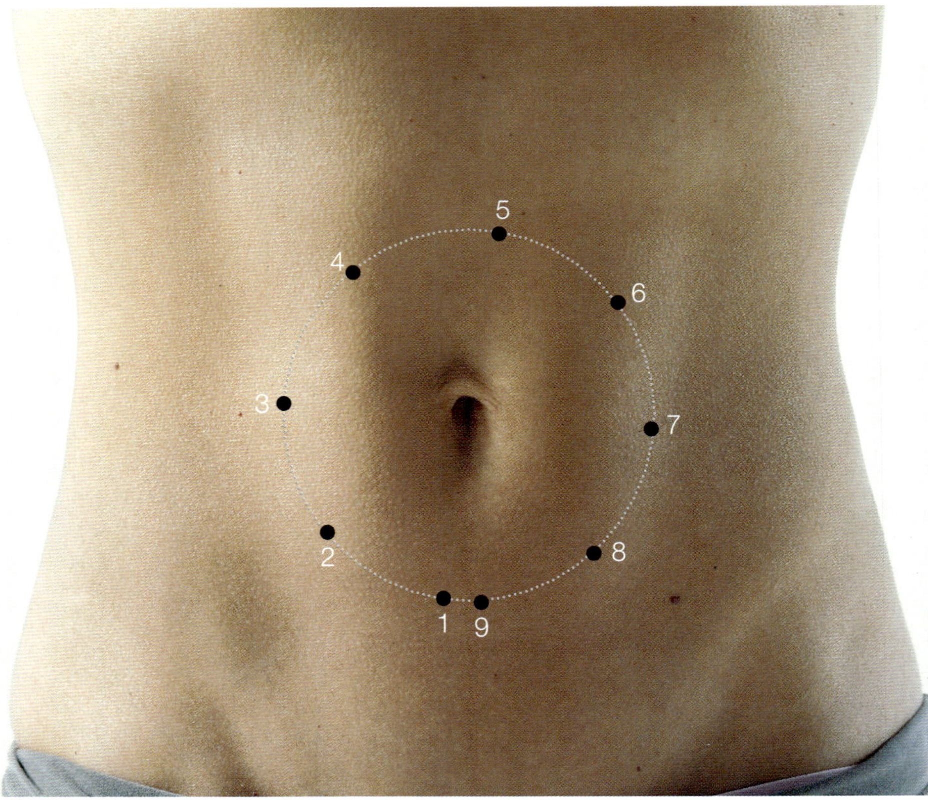

Six points imaginaires autour du nombril

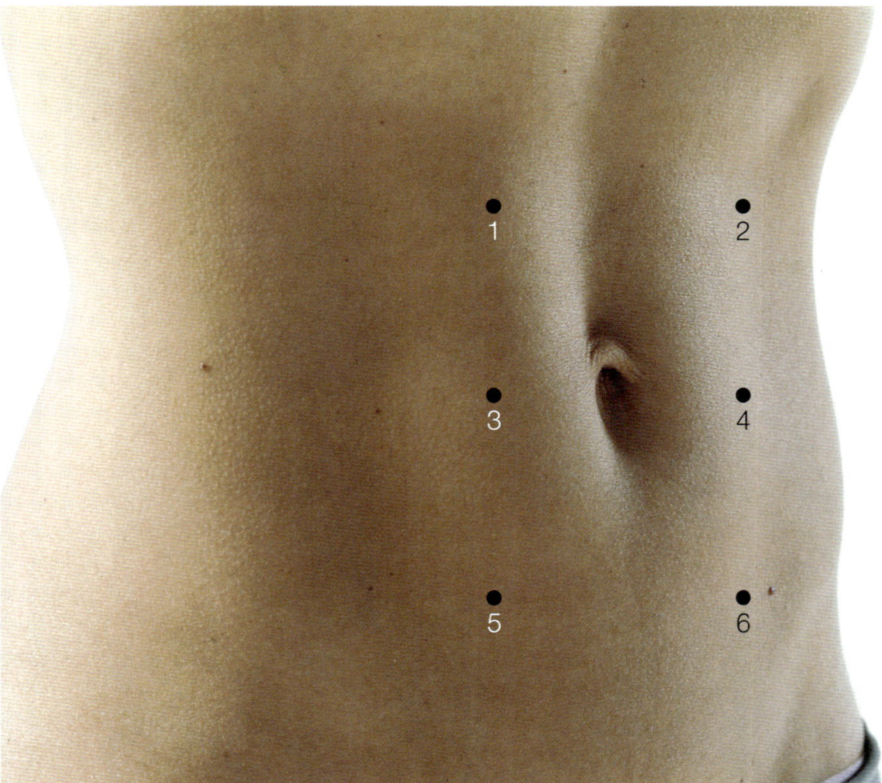

Point Dan Tien situé en dessous du nombril

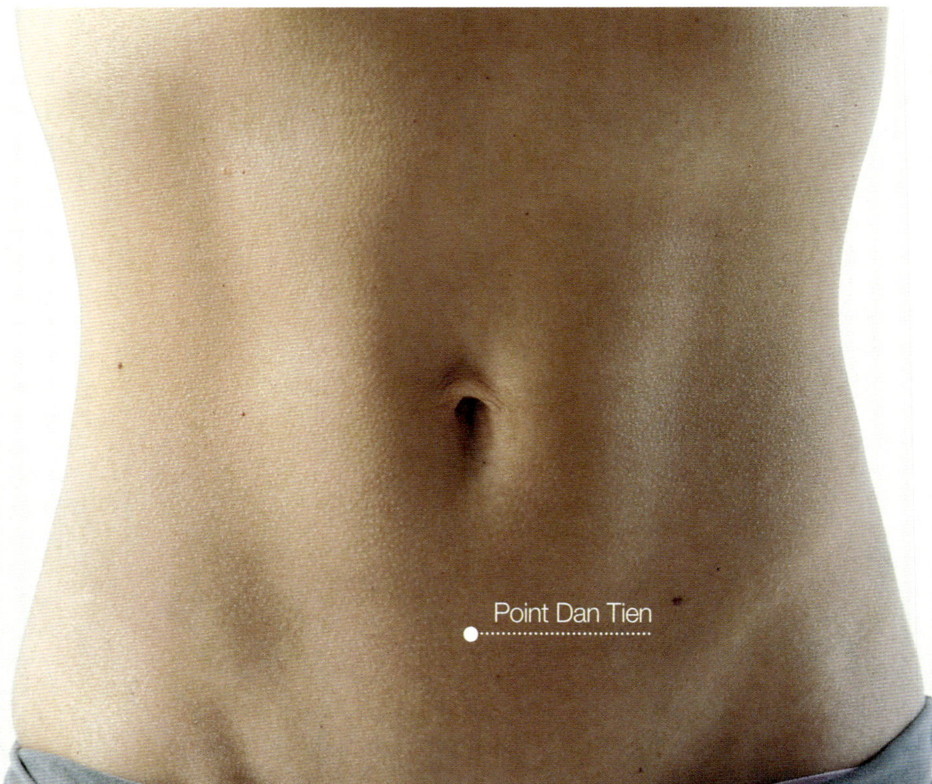

Zones réflexes du ventre

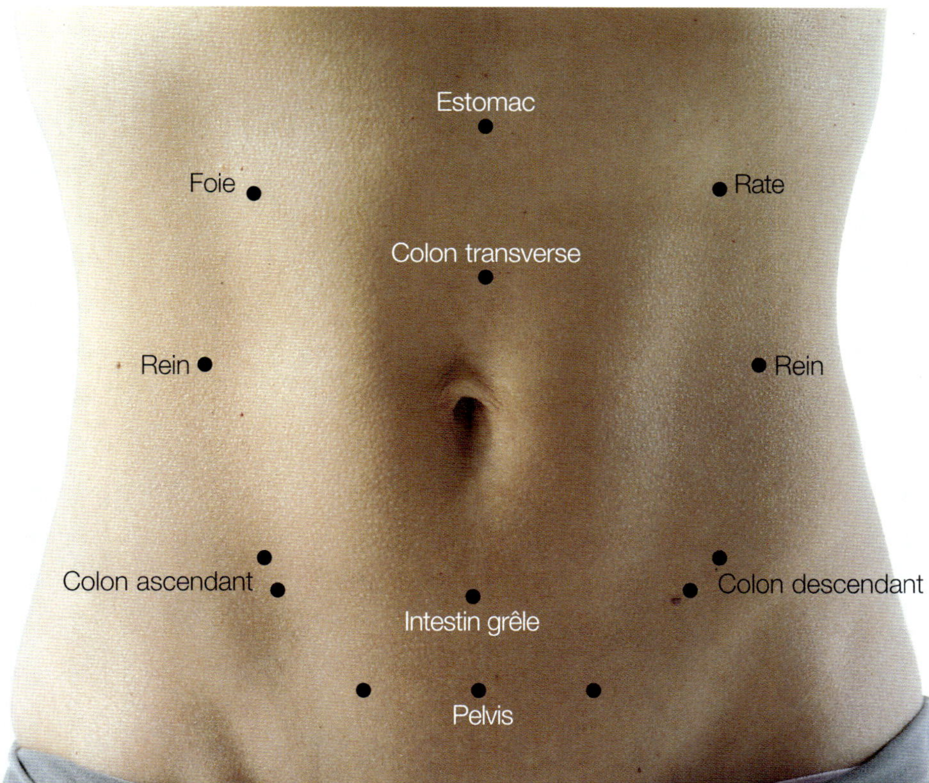

Adresses utiles

Pour apprendre la réflexologie :

Institut de médecine énergétique (IME)
BP 266
75624 Paris Cedex 13
Tél. : 01 44 23 87 84
www.institut-medecine-energetique.com

Formations – Stages – Renseignement :

Institut de médecine énergétique
www.i-m-e.info
ou
www.institut-medecine-energetique.com
Tél. : 01 44 23 87 84

Relaxation et reiki du ventre
Coaching Harmonie
Cécile Dubois
06 62 81 43 08
(Paris et Seine-et-Marne)
www.coaching-harmonie.com

Bibliographie

Dans la collection Marabout Pratique :

100% énergie, Denis Lamboley
Cocktails énergétiques, Denis Lamboley
Programme Ventre plat, Lydie Raisin
La Réflexologie, Denis Lamboley
Shiatsu, Denis Lamboley
Les Vertus des légumes, des fruits et des céréales, Denis Lamboley

Table des matières

Mannequin : Cécile Dubois
Photographies : Jean-François Chavanne
Maquette : emigreen.com

L'éditeur remercie le magasin Omoté
34, bd de Grenelle
75015 Paris

Achevé d'imprimer en Italie par Rotolito Lombarda S.p.A.
Dépôt légal : 78516 - janvier 2007
ISBN : 978 - 2 - 501 - 04627 - 5
40.9570.9/01